本书出版得到了湖南省出生缺陷协同防治科技重大专项——先天性心脏病产前产后诊疗一体化研究及推广应用（2019SK1010）课题的大力支持。

中国医学救援协会心理救援分会
健康教育与心理疏导系列丛书

先天性心脏病患者
健康教育与心理疏导

主审◎吴忠仕　肖　涛　李亚敏
主编◎欧阳沙媛　吴　勤　谭　慧　谢　霞

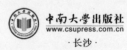

中南大学出版社
www.csupress.com.cn
·长沙·

图书在版编目（CIP）数据

先天性心脏病患者健康教育与心理疏导 / 欧阳沙媛
等主编. —长沙：中南大学出版社，2023.1
ISBN 978-7-5487-4536-5

Ⅰ．①先… Ⅱ．①欧… Ⅲ．①先天性心脏病－健康
教育②先天性心脏病－心理疏导 Ⅳ．①R541.1

中国版本图书馆 CIP 数据核字（2021）第 134684 号

先天性心脏病患者健康教育与心理疏导

XIANTIANXING XINZANGBING HUANZHE JIANKANG JIAOYU YU XINLI SHUDAO

欧阳沙媛　吴勤　谭慧　谢霞　主编

□出 版 人	吴湘华	
□责任编辑	谢新元	
□封面设计	殷　健	
□责任印制	唐　曦	
□出版发行	中南大学出版社	
	社址：长沙市麓山南路	邮编：410083
	发行科电话：0731-88876770	传真：0731-88710482
□印　　装	长沙市宏发印刷有限公司	

□开　　本	880 mm×1230 mm 1/32	□印张 5	□字数 84 千字
□互联网+图书	二维码内容　视频 1 小时 6 分钟　音频 3 小时 24 分钟		
□版　　次	2023 年 1 月第 1 版	□印次 2023 年 1 月第 1 次印刷	
□书　　号	ISBN 978-7-5487-4536-5		
□定　　价	68.00 元		

《先天性心脏病患者健康教育与心理疏导》

编 写 人 员

主　审	吴忠仕　　肖　涛　李亚敏
主　编	欧阳沙媛　吴　勤　谭　慧　谢　霞
副主编	欧阳文斌　张　霞　高　珍　董阿兰
	袁　皖　　苏颖华　黄尔佳　阳　晴
	彭　婷
编　委	（以姓氏笔画为序）

王　利　　龙静芬　田丽清　刘　英

刘诗妍　齐　龙　苏红梅　杨日花

李　珍　　李　娜　何　莉　汪婷婷

张　柳　　张春燕　周艳红　周满香

胡　芬　　徐　果　徐　蓉　唐书香

黄　艳　　黄　琳　康路伟　彭　芳

彭　斯　　谢娟玉

插　图　李迎香

录　音　朱丽红　黄　琳

前言

　　先天性心脏病的危害主要是引起死亡。近年来，先天性心脏病发病率有逐年上升趋势，占出生活婴的 0.4%~1%。随着医学技术的不断进步，医疗检查设备越来越先进，先天性心脏病患者就诊的年龄也越来越低龄化，有些在胎儿时期就能被发现并被诊断，从而在早期得到科学干预及治疗。

　　在临床护理工作中我们发现，由于专业知识的缺乏以及对疾病的恐惧，尽管有专业的医疗团队对其进行专业的诊治，先天性心脏病患者及患者家属们依然显得格外焦虑，特别是婴幼儿患者的亲属，面对幼小稚嫩的患儿，他们往往会无所适从、力不从心。他们总试图通过各种途径了解疾病相关信息，但总是难以获得真实有效的信息。专业的医学书籍是可靠的信息来源，但是，非专业人士难以看懂；网络信息容易获取、容易理解，但鱼龙混杂，绝大部分患者难以辨别真伪。

为了让广大先天性心脏病患者及其亲属更好地了解先天性心脏病，使他们知道患有先天性心脏病该怎么办，面对先天性心脏病患者该如何照顾，了解先天性心脏病出现心理情绪问题时该如何调整状态，等等。我们组织编写了这本《先天性心脏病患者健康教育与心理疏导》。本书一共分为三个篇章，分别是基础疾病篇、心理健康篇和护患篇。基础疾病篇收集了89例常见的先天性心脏病患者及其亲属关心的相关问题，并用通俗易懂的语言来解答这些艰深难懂的医学问题，全篇口语化，同时配以形象生动的图画，使患者及其亲属易学易懂。心理健康篇收集了11个先天性心脏病患者及其亲属易出现的心理方面的疑虑，并请专业的心理科医生对这些易出现的心理问题进行梳理和解答，同时辅以轻松活泼的卡通图片，让人在轻松的环境中更快得到心理疏导。基础疾病篇和心理健康篇都是采用问答方式来和读者交流，让读者能摒弃对医学书籍的刻板印象，更好地理解和学习书中内容。护患篇收集了14篇先天性心脏病患者的真实故事，故事形式有自述，有他述，还有报道，均是自愿分享，旨在帮助更多的先天性心脏病患者疏导心理、建立信心。本书从患者的角度出发，给广大先天性心脏病患者及其亲属提供了清晰明了的健康指导，使其能更好地认识疾病、掌握相关知识、照顾病患。在先天性心脏病与患者之间架设了一座桥梁。

得益于现代科技的进步，这是一本三维立体的书，大家可以通过扫描二维码获取本书的相关视频，这些视频极大地丰富了书的内涵，也给了读者最大的时间和空间自由，目的是随时把你所关心的事都告诉你，为先天性心脏病患者的健康保驾护航。

由于时间仓促，书中难免有疏漏和不足之处，敬请广大读者批评和指正。

感谢国家社会科学基金项目——重大突发公共卫生事件中心理救援能力结构、测度与提升策略研究项目(21BGL141)的大力支持。

编 者

2020 年 12 月 22 日

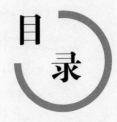

目 录

02　心理健康篇

03　护患篇

邂逅生命，讲不出再见

基础疾病篇

心理健康篇

护患篇

01

基础疾病篇

1. 正常的心脏结构是什么样的?

正常的心脏是一个中空的肌性器官，由四个腔室构成：左心房、左心室、右心房和右心室。左、右两个心房及左、右两个心室之间互不相通，而同侧心房与心室之间以房室瓣相通。

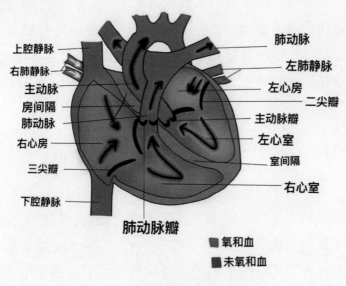

正常心脏结构

我们可以把心脏想象成一座双层楼房，上下层各两个房间，楼上两间分别是左心房、右心房，心房之间的墙即房间隔；楼下两间分别是左心室、右心室，心室之间的墙即室间隔。上下同侧房间之间以房室瓣相通，左边为二尖瓣，右边为三尖瓣，血液在上下房间之间单向流动。心脏的功能是接受来自全身的血液及把经过肺部氧合的血液输送到全身，实现这一功能主要依靠连接心脏各腔室的血管，左心室通过主动脉将血液送至全身各部位，血液中的养分消耗后通过上腔静脉及下腔静脉回收至右心房；右心房的血液进入右心室，右心室通过肺动脉将血液送至肺部，经过氧合后的血液由肺静脉送至左心房，左心房的新鲜血液进入左心室继续服务全身，就这样周而复始。

2. 什么是先天性心脏病？

凡是出生时即存在的心脏和大血管结构或位置异常和出生后本应自然闭合的孔道未及时闭合，都称为先天性心脏病。先天性心脏病是先天性畸形中最常见的一类，大概占各种出生先天性缺陷的30%，占总出生活婴数量的0.4%～1%。也就是说，每出生10个有先天性疾病的孩子，其中3个都是先天性的心脏病。

3. 常见的先天性心脏病有哪些?

常见的先天性心脏病主要有室间隔缺损(占20%),房间隔缺损(占10%),动脉导管未闭(占10%),法洛四联症(占10%),主动脉缩窄(占10%),先天性主动脉(瓣)狭窄(占10%),肺动脉(瓣)狭窄(占10%),大动脉转位(占5%~8%),肺动脉闭锁(占5%)等。

4. 复杂的先天性心脏病有哪些?

复杂的先天性心脏病主要指合并两种及两种以上的心脏或大血管结构异常,常常症状较重,需要及早干预。主要有法洛四联症(占10%),大动脉转位(占5%~8%),完全性房室间隔缺损(占2%~5%),肺动脉闭锁(占5%),完全性肺静脉异位引流(占2%)以及其他一些较为罕见的复杂畸形等。

5. 房间隔缺损有哪些临床表现?

房间隔出现缺口或孔洞即为房间隔缺损,是最常见的先天性心脏病种类之一。正常的心脏结构中左右心房被房间隔阻断，互不相通。由于左心房压力高于右心房，房间隔缺损时出现左心房血液分流进入右心房，分流越多，症状越重。

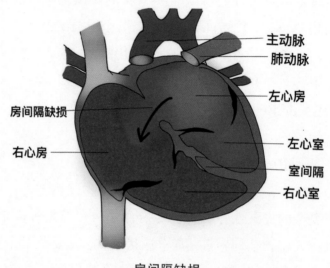

主动脉

肺动脉

左心房

左心室

室间隔

右心室

房间隔缺损

右心房

房间隔缺损

症状出现的早晚及轻重程度取决于房间隔缺损的大小，多数患儿在婴幼儿时期无明显症状或仅易反复感冒、肺炎，随着年龄增长逐渐出现劳力性呼吸急促、心悸、乏力等。部分缺损较大的患儿，早期即可出现严重的症状，如哭闹时呼吸急促、全身青紫。

6. 室间隔缺损有哪些临床表现?

左右心室之间出现异常的孔洞即为室间隔缺损，是最常见的心脏结构异常之一。患者的临床表现同样与缺损大小有关，当缺损部位的直径小于 0.5 cm 时，大多数患儿可以在 1 岁以内自行闭合，且没有明显的临床症状；中型室间隔缺损平时通常没有明显症状，仅在运动后出现呼吸困难；当缺损较大时，在患儿出生后不久就可以出现呼吸困难、反复感冒、肺炎、多汗甚至发育迟缓，1~2 岁就可能出现不可逆的肺血管病变，建议出生后 3 个月内进行干预。

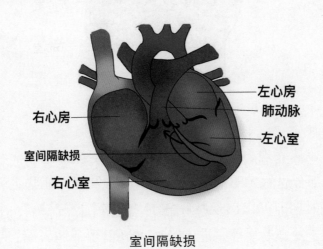

左心房
肺动脉
右心房
左心室
室间隔缺损
右心室

室间隔缺损

7. 动脉导管未闭有哪些临床表现?

动脉导管是连接主动脉和肺动脉的一根血管,在胎儿时期正常存在,一般出生后不久就关闭了,如果动脉导管没有自行闭合就是动脉导管未闭,早产儿发生率更高。

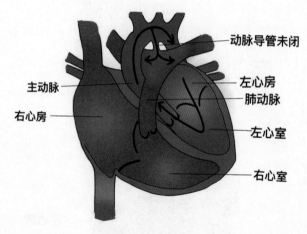

动脉导管未闭

临床表现与动脉导管的粗细有关,导管越粗症状越重,部分患者无明显症状,在体检时发现。症状重者在婴儿时期即可以出现呼吸急促、咳嗽、反复感冒、喂养困难、发育迟缓等。进入晚期可以出现下肢青紫,左上肢轻度青紫,右上肢正常的差异性发绀。

8. 法洛四联症有哪些临床表现?

　　法洛四联症指心脏合并四种结构异常:肺动脉狭窄、室间隔缺损、主动脉骑跨和右心室肥厚。分青紫四联症和红润四联症两种,后者多见。青紫四联症患儿在新生儿期即可出现明显的全身青紫(发绀),而红润四联症患儿在初期血氧饱和度在 80%~90%,发绀症状不明显,有时患儿在哭闹或剧烈运动后可出现急性缺氧发作,表现为呼吸困难、全身青紫,甚至昏厥、

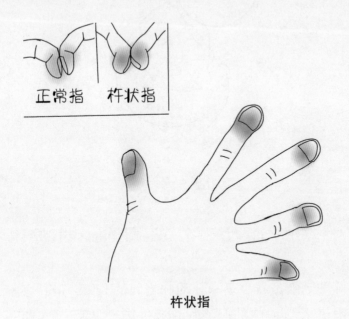

正常指　杵状指

杵状指

抽搐，严重时危及生命。随着年龄的增长，患者血氧饱和度缓慢降低，晚期表现为嘴唇、皮肤、指甲等乌青，手指和脚趾尖端像鼓槌一样增粗，即杵状指，行走或活动时喜欢双腿分开呈下蹲姿势，片刻后恢复行走，即蹲踞。

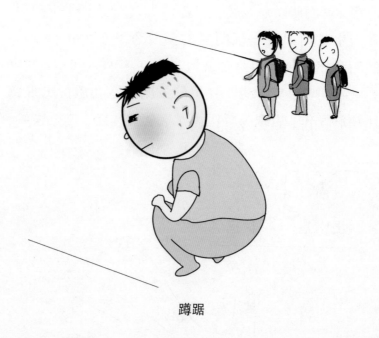

蹲踞

9. 什么是肺动脉瓣狭窄？它有哪些临床表现？

肺动脉瓣是右心室和肺动脉之间的瓣膜，是右心室的血液进入肺动脉的门，血液流进肺动脉后门立即关闭，防止血液返流回右心室。肺动脉瓣膜相互融合、粘连导致瓣膜无法正常打开或闭合，称为肺动脉瓣狭窄。肺动脉瓣狭窄的临床表现与狭窄程度和是否合并其他心脏结构异常有关，轻度的肺动脉瓣狭窄一般没有明显的症状；中度狭窄在 3 岁以内一般无症状，随着年龄增长逐渐出现劳力性呼吸急促；重度肺动脉瓣狭窄在刚出生不久即出现青紫，哭闹后青紫加重；呼吸困难和心动过速是严重肺动脉瓣狭窄的典型表现。

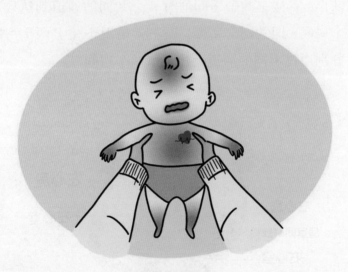

哭闹后青紫

10. 什么是完全性房室间隔缺损?

　　完全性房室间隔缺损是指合并房间隔缺损、室间隔缺损和共同房室瓣的先天性心脏病。我们将心脏比作是一栋双层楼房,楼上楼下各两间房,楼上为左右心房,楼下为左右心室,完全性房室间隔缺损就是指楼上左右心房之间存在房间隔缺损,楼下左右心室之间存在室间隔缺损,且楼上两个房间通过一个共同的通道到达楼下两个房间,即共同房室瓣,而正常情况下楼上两个房间要分别通过不同的通道到达楼下两个房间。

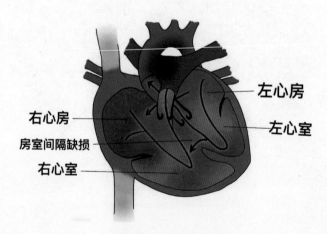

完全性房室间隔缺损

完全性房室间隔缺损会导致左心房的血液进入右心房，左心室的血液也可以进入右心室，且心室内的血液还会返流进入心房，因此心脏负担非常重，容易继发肺动脉高压，需要早期手术治疗。

11. 为什么肺动脉闭锁要分期手术？

这是因为肺动脉闭锁的患儿左右肺动脉远端发育不良甚至缺如，无法承受一次性根治手术，需要先做分期手术，促进自身肺动脉或主肺侧支动脉发育后再做根治手术。这类患儿如果直接做根治手术病死率较高。

12. 什么是大动脉转位？

正常心脏结构中左心室连接主动脉，右心室连接肺动脉，而大动脉转位，顾名思义就是主动脉与肺动脉交换了位置。

正常心脏中右心室收集了全身低氧含量的血液后经过肺动脉送入肺部重新氧合，而大动脉转位后这些未经氧合的低氧含量血液经过主动脉继续送入全身，因而供应全身各器官的血液氧含量明显不够，从而出现全身各器官严重缺氧、全身青紫，部分患儿出生后马上死亡，是严重的心脏畸形之一。

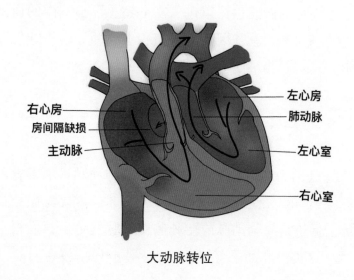

右心房
房间隔缺损
主动脉

左心房
肺动脉
左心室
右心室

大动脉转位

13. 什么是完全性肺静脉异位引流?

正常情况下肺静脉的血液应该流入左心房，而完全性肺静脉异位引流的患者肺静脉血液全部流入了右心房。

因此右心房收集了来自上、下腔静脉的未经氧合的血液和来自肺静脉的经过氧合的血液，成为混合血，部分混合血再经过房间隔缺损进入左心房，经过左心室、主动脉供给全身。完全性肺静脉异位引流是复杂且严重的先天性心脏病，早期即可出现明显的症状，需要早期诊断，早期手术。

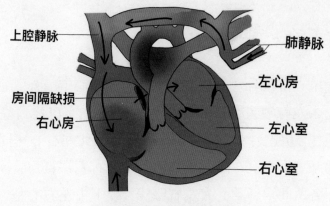

上腔静脉

肺静脉

左心房

房间隔缺损

右心房

左心室

右心室

完全性肺静脉异位引流

14. 什么是心脏瓣膜病？

在心脏的心房与心室之间及心室与大动脉之间装有只向一个方向开放的门，即心脏瓣膜，可以保证血液在循环系统中单向流动。心脏瓣膜共四个，根据其部位分为房室瓣和动脉瓣，左心房和左心室之间是二尖瓣，右心房和右心室之间是三尖瓣，左心室和主动脉之间是主动脉瓣，右心室和肺动脉之间是肺动脉瓣。各种原因导致的这些门打不开或关不上称为心脏瓣膜病，其种类很多，可以是先天性的，也可以是后天获得的，临床表现与瓣膜病变的位置、方式和严重程度有关，没有特异性的临床表现。

15. 什么是单心室?

　　单心室顾名思义只有一个有功能的心室,而另一个心室未发育或发育不良。正常情况下左心房连通左心室,右心房连通右心室,而单心室的患儿左右心房同时连通某一个心室。同样想象心脏是一栋双层楼房,楼上楼下各两间房,楼上为左右心房,楼下为左右心室,单心室就是楼上的两间房均只能到达楼下的其中一间,这间房间则较大,而楼下另一间房则很小甚至没有。

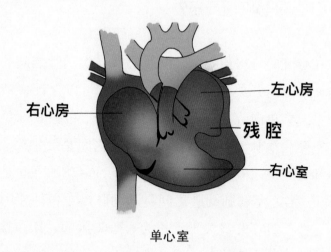

单心室

　　单心室是一种少见的先天性心脏病。如果不经外科治疗大多不能长到成年。

16. 先天性心脏病的病因有哪些？

目前已知的可导致先天性心脏病的因素主要包括遗传、环境及药物三大类。

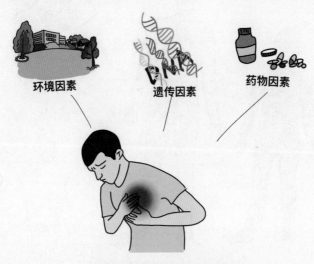

环境因素　　　遗传因素　　　药物因素

导致先天性心脏病的因素

（1）遗传因素：如果父母的家族中有先天性心脏病病史，那么所生育的孩子患先天性心脏病的概率明显高于其他孩子，如马凡综合征、主动脉瓣上狭窄通常家族聚集发病。其他一些染色体病，如21-三体综合征、18-三体综合征及13-三体综合征等有较大概率伴发先天性心脏病。因此，许多地区已将基因筛查作为常规的产前检查项目，对于有这些遗传病家族史的孕妇而言应作为必查项目。

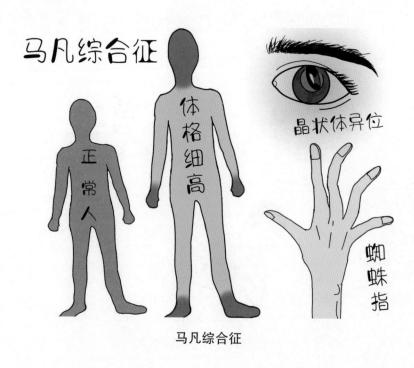

马凡综合征

</br>

正常人

体格细高

晶状体异位

蜘蛛指

马凡综合征

（2）环境因素：包括物理环境、化学环境及生物环境。物理损害主要是放射线的损害，最常见的是 X 射线检查、CT（电子计算机断层扫描）检查，因此怀孕及备孕期间一般不做这两项检查，另外比较常见的是放射性物质，比如当年日本福岛核物质泄露事件，核物质具有放射性，一般管理非常严格，通常不会泄露。值得注意的是日常生活中的无线电波、微波没有放射性，属于非电离辐射，手机、电脑、微波炉等可以安全使用。化学损害主要是一些致畸、致癌的化学物质，如苯、汞、甲醛等，新房装修后最主要的污染来源就是甲醛和苯。此外有研究表明，孕妇酗酒或嗜烟会增加孩子患先天性心脏病的风险。生物因素损害主要指孕期被某些微生物感染后造成的损害，目前已知的致畸微生物有风疹病毒、巨细胞病毒、弓形虫等，通常在备孕前医生会建议女性查 TORCH，指一组病原体包括弓形虫(toxoplasma，TO)、风疹病毒(rubella virus，RV)、巨细胞病毒（cytomegalo virus，CMV）、单纯疱疹病毒

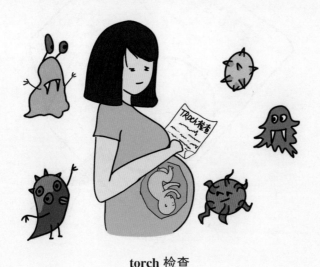

torch 检查

（herpessi mplx virus，HSV），从而尽可能地规避风险。胎儿在母体内的环境同样可能导致胎儿心脏畸形，如糖尿病的孕妇，其胎儿患先天性心脏病的风险增加近5倍。

（3）药物因素：部分药物具有致畸作用如沙利度胺（反应停）、类固醇、苯妥英钠等，通常已经明确有致畸作用的药物会在药品说明书上注明孕妇禁用，此外许多药品说明会写孕妇慎用，因此孕期用药一定要遵医嘱，不可随意用药。

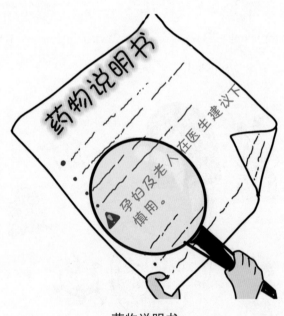

药物说明书

需要指出的是，以上所列只是先天性心脏病发病的危险因素，多数先天性心脏病的患儿都很难追溯到明确的发病原因。因此，我们建议准妈妈们在怀孕前和孕期应尽量避免这些危险因素，但如果孩子已经有了先天性心脏病，则没必要过多追究原因，以避免不必要的心理负担。

17. 先天性心脏病有哪些表现？

先天性心脏病根据病变的位置及严重程度不一样，表现也不同。常见的房间隔缺损、室间隔缺损和动脉导

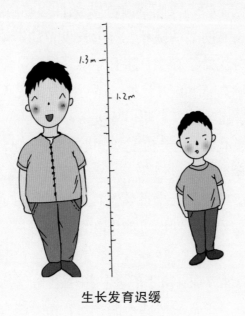

生长发育迟缓

管未闭可能在早期并无明显的症状，仅在体检时发现心脏杂音前往就诊，部分严重的先天性心脏病患儿在出生后早期即可出现严重的呼吸困难、全身青紫等。先天性心脏病最常见的表现有哭闹后呼吸急促、全身发绀、喂养困难、反复感冒、肺炎和生长发育迟缓等。

18. 先天性心脏病有什么危害？

先天性心脏病的危害性主要表现为生理和心理两方面。

（1）生理方面：对于简单的先天性心脏病患儿而言，可能早期没有明显的症状，对生长发育的影响不大，但心内血液分流持续存在，随着年龄增长，可能出现不可逆的肺动脉高压、心力衰竭。而对于复杂先天性心脏病患儿而言，症状出现较早，呼吸困难、乏力等严重影响生命质量；本身心内分流复杂，机体供血、供氧不足，再加上喂养困难、反复感染等，患儿通常生长发育迟缓，且随着年龄的增长会出现各器官继发的不可逆损害；由于心脏结构异常早期即可能出现循环和呼吸衰竭，直接威胁生命。

（2）心理方面：由于患儿从出生开始就与其他孩子不一样，许多正常的活动不能参与，先天性心脏病患儿的心理问题较为突出，主要表现在心理脆弱、敏感、情绪不稳定、社交障碍，甚至抑郁等，需要家长和社会给予更多的理解和关爱。

19. 为什么先天性心脏病的孩子容易患感冒或肺炎?

先天性心脏病的孩子由于机体供血供氧不足，抵抗力降低，本身容易感冒，且心脏内存在血液异常分流，当右心室或肺动脉压力增高时容易出现肺充血，而左心压力增高时容易出现肺淤血，在此状态下一旦感染非常容易引起肺炎。

20. 为什么先天性心脏病的孩子会发育不良?

先天性心脏病患儿存在心内血液异常分流和动静脉血混合等造成机体供血、供氧不足，组织器官发育不良，出现发育迟缓。此外严重先天性心脏病的患儿喂养困难，营养摄入不足，如果出现右心衰竭，胃肠道淤血，会导致消化吸收不良，加上反复肺部或心内的感染，营养消耗大。本身缺血缺氧、营养摄入不足和消耗过多这些因素均可导致孩子生长发育不良。

21. 为什么有些先天性心脏病的孩子会嘴唇发绀?

发绀从医学角度说是指血液中去氧血红蛋白增多导致的皮肤和黏膜呈现青紫色的一种表现,又称紫绀。在毛细血管丰富的部位表现明显,如嘴唇、肢端。

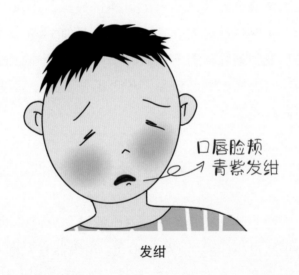

口唇脸颊
青紫发绀

发绀

正常情况下右心房收集来自全身富含去氧血红蛋白的静脉血(青紫色),进入右心室后由肺动脉送入肺部进行重新氧合,成为富含氧合血红蛋白的动脉血(鲜红色),再由主动脉供给全身机体,血液在体内单向流动,动脉血与静脉血在心脏不会混合。先天性心脏病的孩子由于心脏结构异常，血液存在心内异常分流，动脉血与静脉血混合，左心室或主动脉混入富含去氧血红蛋白的静脉血后再供给机体，在嘴唇即表现为嘴唇发绀。此外在急性缺氧发作时，全身供氧不足也会出现嘴唇发绀。

22. 先天性心脏病患者有哪些禁忌？

先天性心脏病复杂多样，最常见的有房间隔缺损、室间隔缺损、动脉导管未闭、肺动脉瓣狭窄，这四种通常为非发绀型先天性心脏病，患者活动耐力较强，主要是避免剧烈运动、重体力劳动和剧烈的情绪波动。

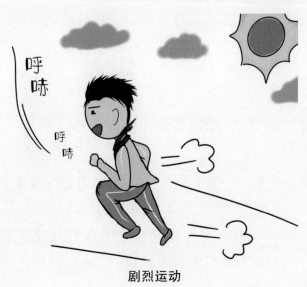

剧烈运动

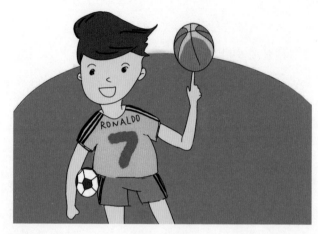

剧烈运动

复杂的发绀型先天性心脏病患者活动耐力差，一般的体育活动都要避免，此外还要尽量避免哭闹、情绪激动和感染等。发生心力衰竭时还要限制盐的摄入。

23. 如何在怀孕期间及早发现先天性心脏病?

正常产检，一般情况下孕早期 12 周左右做 NT（颈部透明带）检查，研究发现胎儿患先天性心脏病的风险随着 NT 的厚度增加而大幅增加。孕中期做排除畸形的彩色超声影像检查，俗称四维彩超，这时可以通过超声检查心脏的结构，及时发现大部分的心脏畸形。如果胎儿父母有先天性心脏病或染色体病的家族史，建议做基因筛查和遗传咨询。

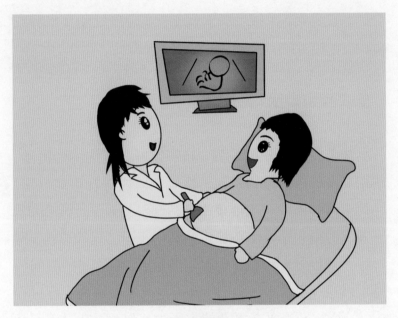

四维彩超

以下情况建议做胎儿心脏彩超：孕前患糖尿病、苯丙酮尿症、系统性红斑狼疮；孕期使用了抗惊厥药（如卡马西平、苯妥英钠、丙戊酸钠）、锂剂、血管紧张素转换酶抑制药（ACEI）类降压药、维甲酸、帕罗西汀、阿司匹林、吲哚美辛等药物；孕早期感染风疹病毒；试管婴儿；胎儿的父亲、母亲、兄弟姐妹有先天性心脏病；有染色体病家族史；产科超声筛查怀疑有先天性心脏病；胎儿频繁出现心脏异常搏动；产科超声提示有心脏以外的畸形；胎儿染色体异常；孕早期 NT 检查大于 3mm；脐带或静脉系统异常；单绒毛膜双胞胎；非免疫性胎儿水肿或渗出。

24. 产检发现胎儿心脏有问题，留还是不留？

随着现在医学的发展，超声诊断技术的不断进步，孕期妇女可以通过到正规的医院分阶段进行产前诊断，一般超声诊断的排畸准确率高达 98%~99%。现代医学发展下的小儿先天性心脏病手术在我国已比较成熟，所以绝大多数先天性心脏病胎儿出生后，在恰当的时间内是可以通过手术来治愈的，有的甚至在自身的发育过程中能自愈。只有部分复杂的先天性心脏病，在目前医学条件下治疗效果欠佳，甚至多次手术后仍然可能存在明显残缺，发现这种情况，可以根据胎儿咨询门诊医生意见终止妊娠。

25. 先天性心脏病手术的最佳时间是什么？

是越早做越好吗？

　　先天性心脏病的分型较为复杂，甚至多达上百种类型，不同的先天性心脏病治疗是有差异的。有的先天性心脏病，例如较小的室间隔缺损，对生长发育影响较小的，可暂时不予以手术，只需要定期复查，并听从专业医生的建议。而那些需要手术的患儿，可以综合家庭及孩子自身耐受能力考虑，在时间上也可以有一定选择期限，一般建议尽早治疗。有的复杂的先天性心脏病，如大动脉转位等最好出生后便手术，避免造成无法挽回的悲剧；有的较大的室间隔缺损，如不尽早手术，患儿会因为反复的心衰及各种感染严重影响其生长发育；严重的法洛四联症患儿，长期缺氧可导致脑部供氧不足，影响其重要脏器的功能，严重影响日常活动和自身发育，一般而言，建议尽早完成手术，对因为各种原因无法在最合适时期完成手术的患儿，根据患儿发育情况，也需严格定期观察，确定疾病的发展动态，及时咨询专业医生的建议。

26. 先天性心脏病如何治疗？

一般的先天性心脏病有四大治疗方式，分别是一般治疗、药物治疗、外科手术治疗以及介入治疗，有的先天性心脏病甚至需要联合治疗。

（1）一般治疗是通过卧床休息或吸氧等措施改善患者缺氧状态，减少心肌耗氧量来保护心脏。

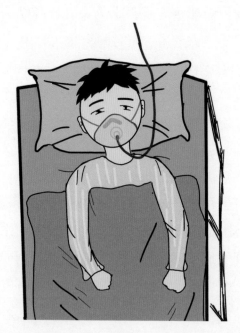

吸氧

（2）药物治疗是通过一些心脏药物来缓解患儿的症状，减慢病情的进展，但不能达到真正治愈的效果。

（3）外科手术治疗是通过剖胸手术进行治疗的一种方式。剖胸手术适用于所有先天性心脏病，剖胸手术分传统的剖胸手术、胸骨下段正中小切口手术、右侧腋下侧切口手术。

（4）介入治疗分外科介入及经皮介入治疗，外科介入治疗是经食管超声心动图引导下进行经胸小型微创切口的封堵手术。经皮介入治疗则是经外周血管，在 X 线透视下或超声的引导下将器材送入心脏病变部位进行治疗。

27. 为什么有的先天性心脏病需要分期手术?

对于先天畸形严重且影响生长发育甚至威胁生命，而又不能一次将其治愈的先天性心脏病则需要进行分期手术。前期的姑息手术可以改善患者的血液循环状态，促进其生长发育，为后期的根治手术创造更有利的条件，这种分期手术可整体提高复杂先天性心脏病患者的生存率。

28. 先天性心脏病一定要剖胸手术吗?

一般大多数先天性心脏病手术都需要剖胸。先天性心脏病根据疾病的种类、特点及病情的轻重可以选择传统剖胸手术,或者胸部正中小切口或侧胸切口,只有少数单纯的简单先天性心脏病可以选择介入手术,例如房间隔缺损、室间隔缺损、动脉导管未闭、卵圆孔未闭、肺动脉瓣狭窄和主动脉缩窄等。

29. 什么是先天性心脏病的微创手术?

微创手术也称介入手术,介入治疗分外科介入及经皮介入治疗,外科的介入治疗是经食管超声心动图的引导下进行经胸小切口的封堵手术。

经皮介入手术则是经外周血管,在 X 线透视或超声的引导下将器材送入心脏病变部位进行治疗的方式。介入手术适用于简单的先天性心脏病,如动脉导管未闭、房间隔缺损、室间隔缺损、肺动脉狭窄等,它有手术创伤小、恢复快、住院时间短、费用低等优点。例如经皮球囊肺动脉瓣成形术、经皮球囊主动脉瓣成形术、经皮房间隔缺损封堵术、经皮室间隔缺损封堵术等。

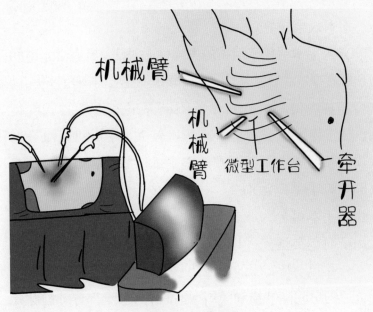

先天性心脏病微创手术

30. 先天性心脏病剖胸、介入、小切口、侧切口各
有什么优点，该如何选择?

　　一般手术方式的选择由患者所患的先天性心脏病类
型、病情的轻重程度以及患者的年龄和体型来决定。

　　普通剖胸手术适用于所有的先天性心脏病，选择范
围比较广，比较复杂的先天性心脏病多采用这种方式，
例如，法洛四联症、瓣膜病变、右室双出口、肺动脉闭锁

等。它的优点在于可以充分暴露心脏和血管及病变区域,手术效果较好。

介入手术适用于简单的先天性心脏病,具有手术时间短、出血少、术后恢复快、不留瘢痕、住院时间短等优点。

随着现代心脏外科学的不断发展和手术方式的创新,鉴于传统的剖胸手术有切口较大、瘢痕明显以及恢复周期长等弊端而逐渐被微创手术所替代,小切口手术及侧切口手术应运而生,弥补了传统剖胸手术的不足。小切口手术可分为胸骨正中小切口和右侧腋下小切口,适用于简单类型先天性心脏病的治疗;侧切口手术适用于不合并肺动脉高压的先天性心脏病,主要针对大小和位置合适的房间隔缺损和膜周型室间隔缺损,部分肺静脉异位分流以及部分心内膜垫缺损且瓣膜条件尚可的患儿。侧切口手术的最佳适应年龄为1~3岁,患儿太小,呼吸功能尚未稳定,患儿太大则切口距离心脏的位置越远,不太容易显露,再者侧切口手术会影响女性乳房的生长发育,因此一般侧切口手术多用于男性患儿。

31. 哪些先天性心脏病能做微创手术?

动脉导管未闭、房间隔缺损、室间隔缺损、卵圆孔未闭、肺动脉瓣狭窄、主动脉缩窄等在一般条件允许下都能采取微创手术，但具体手术方式应根据个人的疾病特点及实际情况并结合超声检查结果在专业的医生建议下去选择最合适的手术方式，切不可盲目片面地选择。

32. 心脏手术要做全身麻醉吗？对孩子有影响吗？

一般小儿心脏外科手术都需要做全身麻醉（简称全麻），不同的先天性心脏病类型选择的全麻的方式可以有所差异。麻醉药通过抑制中枢神经系统，让孩子安静入睡，意识和感觉消失，对生命体征影响不大，且短时间内麻醉药便会被机体代谢。麻醉医师会根据不同体重的患儿使用合适剂量的麻醉药物，在极短的时间内可能影响其记忆，但长远来看对孩子日后的记忆及智力不会有明显的影响。

33. 小孩常见的瓣膜病有哪些？能进行瓣膜置换吗？

人类的心脏有四个瓣膜：二尖瓣、三尖瓣、主动脉瓣和肺动脉瓣，一般儿童最常见的瓣膜病以肺动脉瓣狭窄为主。

儿童与成人一样是可以进行合适大小的瓣膜置换术的，并且置换后的生存率跟成人无异。但首先我们需要

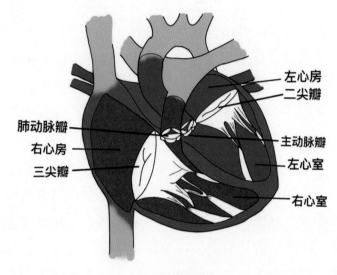

心脏瓣膜图

考虑的是，后期的生长发育及心脏的变化会导致置换的瓣膜口径不能满足需求，而不得不进行第二次置换。其次，儿童对抗凝药物的服用依从性较差，同时在日常生活中也增加了出血的风险。

因此，针对瓣膜有问题的孩子，尽量对病变瓣膜进行修复，除非病变瓣膜到了医学无法修复的程度才考虑瓣膜置换，一般在患儿长到 8 岁左右再考虑行瓣膜置换术。

34. 先天性心脏病手术费用高吗?

先天性心脏病的种类不同, 意味着其诊疗计划和手术方式也不尽相同, 即使是相同类型的先天性心脏病, 其术后恢复的差异性也会在一定程度上影响其治疗的费用。一般来说, 简单的选择介入手术治疗的先天性心脏病费用在 3 万元左右, 外科手术甚至剖胸的外科手术需要的费用在几万到十万元不等, 有的复杂的甚至需要做多次手术的先天性心脏病则需要十万以上甚至几十万元不等。

35. 先天性心脏病容易并发哪些其他畸形?

大多数先天性心脏病患儿除了心血管病变外, 跟正常的孩子在智力、体格、思维、生活能力等方面并无明显差异, 只有少部分患儿并发有某些遗传缺陷综合征或伴随一些心脏外的畸形。

遗传方面的有 13-三体综合征、18-三体综合征及21-三体综合征, Willims 综合征等。心脏外的畸形有呼吸、消化、泌尿、生殖、中枢神经系统的各种畸形或四肢的畸形。

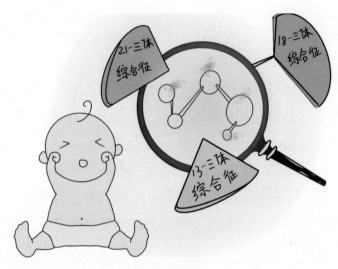

染色体畸形

36. 先天性心脏手术前会有哪些准备工作?

（1）完善相关检查：心脏彩超、心电图、X线、各项血液指标，有的甚至需要心血管造影、心脏冠状动脉造影（CTA）或磁共振成像（MRI）等检查。

（2）药物治疗：一些强心、利尿药和补充电解质的药物的使用，能够增强其心功能，尽可能让心脏在较好的状态下接受手术。

（3）预防及控制感染：术前避免感冒导致的上呼吸道及肺部的感染，对已经存在的感染要先进行抗感染治

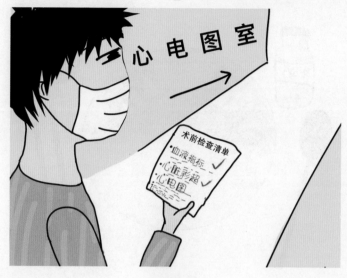

术前检查

疗，以免对术后的恢复造成不良影响。

（4）休息与活动：对严重型心脏病，如紫绀型心脏病，需要限制其活动，指导其休息，避免大喜大悲，适当时候予以低流量氧疗。

（5）饮食与营养：为其提供营养丰富的餐食，保证每日营养的供给，增加对抗疾病及手术的抵抗力。

（6）术前谈话及签字：告知患者亲属具体病情状态及手术方式、手术风险及术后并发症等相关情况，完善各类术前签字，包括授权同意书、手术同意书及麻醉同意书等签字。

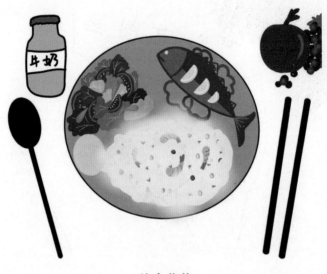

饮食营养

37. 先天性心脏病手术前常做的检查有哪些?

所需要做的检查一般有心脏彩超、心电图、X 线检查、各项血液指标(血常规、肝肾功能、心肌酶、心肺五项、血沉、降钙素原等),这四项是所有先天性心脏病术前都必须完成的检查,个别特殊的先天性心脏病或那些难以判断的病变,可能还需要其他检查来支持和判断病情的严重程度及具体病变情况,如 CT 血管造影(CTA)、磁共振成像检查、心导管检查、心血管造影等。

38. 先天性心脏病手术前该如何护理?

（1）生命体征的观察与记录：血压、脉搏、体温、血氧饱和度的监测，关注患儿的体重变化情况。

（2）休息与活动的指导：对于心功能较差、容易缺氧的患儿以休息为主，适量的舒缓活动，切不可剧烈运动，缺氧的孩子则按需吸氧。

（3）饮食指导：主张少量多餐，根据具体消化情况提供适量餐食，尽量以高蛋白、含微量元素丰富的易消化饮食为主。

（4）心理护理：多关注患儿的心理动态，疏解其对疾病的恐惧及沮丧的心理。

39. 先天性心脏病术后为什么要吸氧?

先天性心脏病的手术需要全麻，整个手术过程中都是完全依靠呼吸机来辅助患者通气，患者没有自主呼吸，呼吸肌暂时麻痹，部分肺泡塌陷，所以呼吸功能会处于抑制的状态，待患者清醒后其呼吸功能及呼吸肌还未完全恢复，肺泡还没有完全扩张，在这种情况下患者仅吸入的空气中的氧气不足以满足机体所需，需要借助外源的氧气来提高患者的血氧，满足机体对氧的需求，直到患者的呼吸功能完全恢复。

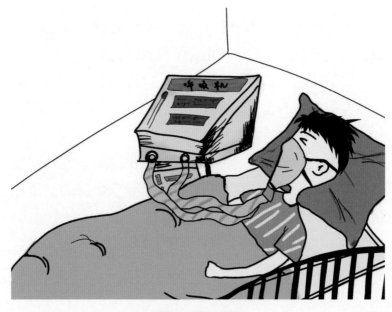

呼吸机辅助呼吸

40. 先天性心脏病术后为什么孩子会咳嗽？

咳嗽是一种保护性反射，当气道有异物时，人体可以通过咳嗽使异物排出，从而避免一些肺部并发症。患儿在手术过程中咳嗽反射被抑制，肺部分泌物不能及时排出，且体外循环下行心脏手术时，可能导致肺部渗出增多，术后咳嗽可以促进肺部分泌物的排出，保持呼吸道通畅。另一个可能的原因是呼吸机辅助通气贯穿整个心脏手术过程，呼吸机通过气管插管对患者进行机械通气。气管插管及拔出气管插管的操作过程，气囊本身对气道黏膜的压迫及损伤都会造成气道的局部充血和导致急性炎症的发生，从而引起咳嗽，一般来说呼吸机使用的时间和气道损伤的程度呈正比。

41. 先天性心脏病手术后肺不张怎么办？

欲求解决问题，必先究其根源，再进行针对性的解决。术后肺不张的原因大部分是由于肺部分泌物过多且不能及时排出，导致气道阻塞，部分肺泡无法正常通气。减少肺部分泌物和促进分泌物排出是解决问题的根本，术后主要通过以下途径处理肺不张：

（1）控制感染，消除肺内的炎性渗出物及分泌的黏液。

（2）及时吸痰，把滞留在气道内的痰液及时去除。

（3）肺部物理治疗，如拍背、叩击、体位引流、雾化吸入或使用机械振动排痰仪等协助患儿将气管内的痰液及时排出。

42. 先天性心脏病术后为什么有些孩子要吸痰?

患儿心脏手术后其肺部及其气道中的分泌物及渗出物如果不能及时排出而滞留在体内不仅会阻塞气道,阻碍有效通气,导致肺不张,还会增加肺部感染的风险。正常情况下机体可以通过咳嗽反射将分泌物排出,但先天性心脏病术后的患儿肺部分泌物增加而排痰能力减弱,因此需要通过吸痰的方式帮助患儿清除气道分泌物。患儿一般有两种情况需要吸痰:

(1)机械通气下吸痰:呼吸机的使用导致患儿不能自行将痰液排除,所以需要人工将其从气管插管处吸出。

(2)经鼻导管吸痰:患儿由于年龄太小,不会吐痰,伤口疼痛不愿咳嗽,痰液太黏咳不出等原因无法顺利将痰液咳出来则需要外力将其从口鼻腔里吸出。

43. 先天性心脏病患儿手术后其亲属该怎样帮助
孩子进行肺部体疗?

1)肺部体疗方法

(1)体位引流:帮助患儿采取头低脚高的体位,使其
能够借助重力的作用将痰液排出来。

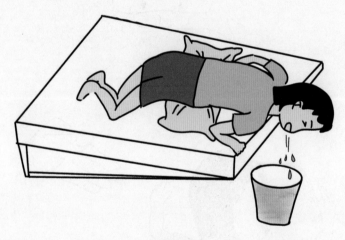

体位引流

(2)变换体位:按时变动患儿的体位,让其肺内的分
泌物不至于淤积在一个部位,避免某一侧长期受压。

(3)背部叩击:患儿亲属可以用空心掌的状态轻轻
叩击患儿两侧肺部的位置,将其黏稠的痰液拍松动,有

利于痰液的顺利排出，背部叩击可以跟体位引流同时进行，也可单独进行。

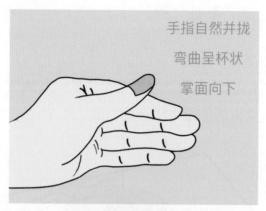

手指自然并拢

弯曲呈杯状

掌面向下

背部叩击手法(空心掌)

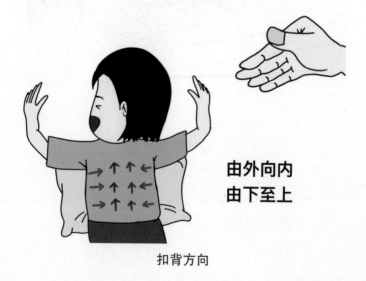

由外向内
由下至上

扣背方向

2）注意事项：

（1）体位引流及背部叩击应在患儿餐后 2 小时或餐前进行。

（2）整个肺部体疗过程中关注患儿的反应及面部表情。

（3）肺部体疗的时间不可过久，一般 5～10 分钟为宜。

（4）介入封堵术后的患儿尽量不要拍背。

44. 先天性心脏病患儿术后为什么不能吃东西？

先天性心脏病患儿术后常规进行机械通气，大部分患儿都是经口行气管插管进行机械通气，因此无法经口进食，等拔除气管插管后才能恢复进食。部分患儿机械通气时间较长，医生会评估患儿情况，必要时考虑留置胃管，再从胃管注入食物，补充营养。另一种情况是患儿术后出现消化道出血、肠鸣音消失或者严重呕吐等情况也需要禁食。这可能是心脏手术的过程需要在麻醉及心脏停止泵血的情况下完成，这种状态下机体的中枢神经系统及消化系统会处于暂时性地休眠，手术刚完成后，消化系统还处在自身恢复的阶段，这时候机体主要通过分解及消耗自身储存的营养物质来满足所需，对于外界给予的营养并不能完全吸收，最终被滞留在肠道内加重胃肠道的负担，导致胃肠功能的紊乱。而且手术的应激状态也可能造成消化道出血，所以部分患儿需要暂时禁食，通过静脉补充营养物质，等到胃肠功能逐渐恢复后，可以循序渐进给患儿添加餐食，以少量多餐为宜。

45. 先天性心脏病手术后患儿要如何加强营养?

心脏手术后的患儿需要比正常孩子更多、更全的营养去满足疾病的消耗和自身的生长发育需要以及每日的新陈代谢。一般来说，摄入的营养与能量跟自身代谢应处在一个平衡的状态，但孩子的营养储备少，对营养的需求比成人要大。一般可分两方面来加强营养：一方面通过自然胃肠道途径也称肠内营养，比如经口进食或者鼻胃管进食给予营养支持；另一方面患儿住院期间，在消化系统未完全恢复或进食后出现各种胃肠道反应的情况下，可以将各种营养物质从静脉输入，对肠内营养起到补充的作用也称肠外营养。

肠内营养供给应遵循以下原则：

1）少量多餐：每日观察患儿的消化情况，多食牛奶、鸡蛋、牛肉、虾仁等高蛋白食物。每日保证荤素及粗细的搭配比例均衡，烹饪时营养素的保留，两餐之间可以搭配适量的水果，如苹果、葡萄、香蕉、火龙果等，及时补充适量的维生素及矿物质。

2）限制钠盐的摄入：避免水钠潴留导致水肿而增加心脏负担。减少食用咸鱼、咸蛋、腊味等含盐量过高的腌制食品。

3）不宜过多食用甜食：过多食用甜食会影响患儿的消化，导致便秘及饱腹感，从而影响患儿的正常饮食。

4）不可盲目进补：强调科学配比的饮食，营养尽量从天然的饮食中摄取，而不是盲目依靠某些滋补的药品。

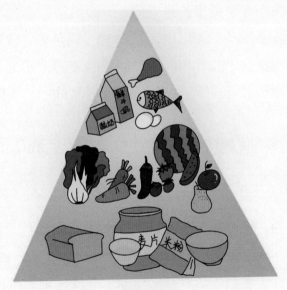

膳食指南

46. 先天性心脏病患儿术后要少吃盐吗?

是的,建议每日食盐的总用量控制在 2~4 克(一啤酒瓶盖的盐约为 4 克)。盐的主要成分是钠和氯,吃盐过多容易产生口渴的感觉,需要大量喝水缓解,同时血液中钠的浓度过高,会使大量水分储存在体内,引起患儿血压升高,甚至全身水肿,增加心脏负担,严重者甚至会发生心力衰竭。所以先天性心脏病手术后的患儿的饮食一定要清淡,避免摄取过多的盐分和味精。注意不要将菜汤泡在米饭里给患儿吃,因为菜汤里也含有很多食盐。腌腊制品、腐乳、榨菜、咸蛋、咸鱼等含盐量过高的食品也尽量不要食用。有浮肿或心衰的患儿更要少吃盐,或者不吃盐,少吃放碱的馒头和苏打饼干(含钠高)。

47. 先天性心脏病术后到底能不能吃民间所说的"发物"?

发物,是来自中医的一种说法,意思是吃了某些食物后,会导致疾病复发。实际原因可能有以下三种可能:一是动物性食品中含有某些激素,造成人们的机体功能亢进或者新陈代谢紊乱,引起旧病复发。二是某些食物中所含的异性蛋白成为过敏源，导致患者产生了过敏反应。如海鱼、虾、蟹往往引起皮肤过敏使荨麻疹、湿疹等顽固性皮肤病的发作。三是一些刺激性较强的食物，如酒类、葱、姜、花椒、胡椒等引起皮肤毛细血管扩张、血流加速，对于有感染病灶的患者，引起炎症扩散。因此，在确保食物安全且不过敏的情况下不需要忌食。先天性心脏病手术属于重大手术，手术伤口的愈合需要动员大量的营养储备，此时应补充足够的营养。一些富含蛋白质和脂肪的"发物"反倒是患者应当重点摄入的营养，如鸡蛋、牛肉、鱼肉等。至于刺激性发物如辣椒等，只要胃肠功能允许且没有禁忌，并不排斥适量摄入。因此，先天性心脏病手术后，不存在忌食发物的情况。

48. 先天性心脏病术后患者饮食要注意些什么？

饮食以高蛋白、高热量、容易消化的均衡饮食为主，少量多餐，切忌暴饮暴食。另外需要注意低盐、低脂饮食，服用利尿剂的患儿多服用含钾量较高的食物，如香蕉、芒果、橙子、菠菜、苦瓜、木瓜等，以避免电解质的紊乱。尤其需要控制饮水的量，因为如果体内水分过多，有可能会导致心脏的负担增加，影响心脏的功能。饮水限量的同时也需要关注小便情况，小便少可能说明体内存在水、电解质的紊乱或肾功能的下降，这种情况需要及时就医。家长应学会记录出入量，维持每天出入量的均衡。一般 1~5 岁儿童的入量为 400~800 mL/天，5~10 岁儿童入量为 800~1600 mL/天，10~14 岁少年儿童的入量为 1600~2500 mL/天。

49. 先天性心脏病术后出现腹胀该怎么处理？

患儿由于体外循环、胃肠道发育尚未成熟、麻醉或吞咽大量空气等原因，其胃肠功能会出现不同程度的障碍，表现为便秘、腹胀、呕吐、哭闹甚至拒绝进食等。为减少腹胀的发生、减轻症状，先天性心脏病孩子术后应少量多餐，每次进食前注意观察患儿有无腹胀，视情况逐渐增加进食量，还可以在医生的指导下服用四磨汤口服液，改善腹胀症状。要吃容易消化的食物，也可以适当给孩子吃些香蕉、蜂蜜等。还可以给予腹部按摩及热敷，利用热的作用使局部血管扩张，按摩促进肠蠕动，利于排气，减轻腹胀。使用开塞露、甘油灌肠等润滑剂促使患儿排便，也可以减轻腹胀。

50. 先天性心脏病术后发生呛奶该怎么办?

首先我们要预防呛奶, 避免喂奶过急过快, 检查奶嘴孔的大小是否合适, 以奶汁流出时呈滴状而不是呈线样为宜。如果宝宝吃得过急, 应适当限制速度或停止喂奶, 让其休息一会再喂。调整喂奶姿势, 不要让宝宝头部低于身体, 可以为半竖卧位。如果宝宝剧烈哭闹, 喂奶后仍哭闹不止, 说明哭闹不是因饥饿引起的, 应暂停喂奶, 避免哭闹时吸奶造成呛奶。

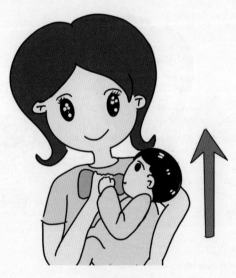

喂奶方式

呛奶有可能引起呼吸道的炎症或窒息，所以喂奶时要避免奶水吸入气管中。一旦宝宝出现嘴唇或面部青紫、呼吸困难等，均提示呛奶已经发生，此时父母应当立即将宝宝的头部转向一侧或抱起呈竖立位，用手拍其背。手掌微窝，拍在宝宝背部要成空心巴掌，引起宝宝身体的震动，帮助宝宝吐出呛入的奶汁。同时检查宝宝口腔及鼻子里有没有残留奶水或奶块，如果有残留可用干净的棉棒或纱布及时清除干净，让其哭泣或是咳嗽，将气管内的奶咳出，缓解呼吸。注意，如果呛奶严重应立即送往医院急救。

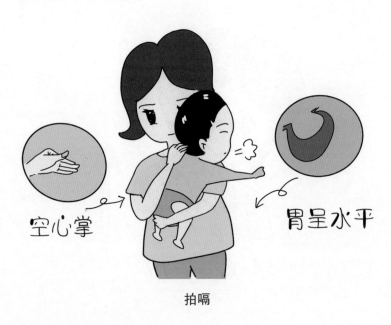

拍嗝

51. 先天性心脏病术后能大量进补吗?

先天性心脏病孩子术后不宜盲目进补。有些患儿亲属认为人参有滋补作用,于是给术后孩子喝参汤,但人参的种类很多,具有的功效各不相同,服用不当反会引起胃口变差、鼻子出血、上火等问题,建议最好不要吃。另外,补品、补药可能会扰乱孩子的内分泌,造成孩子性早熟、肥胖等问题,还会加重肾脏和肝脏的负担,反而给孩子的身体和心理带来更多的危害。先天性心脏病孩子术后宜清淡营养饮食,宜吃含蛋白质高的如肉类、鱼、豆腐等,多吃含钾丰富的新鲜蔬菜水果,如西红柿、菠菜、木瓜、橘子、香蕉等。做好粗细搭配和荤素搭配,远离辛辣以及过于干燥的食物,减少零食的摄入量。

52. 先天性心脏病术后怎样能促进伤口愈合?

伤口的愈合关键是保证伤口的清洁,定时伤口换药,避免伤口感染。先天性心脏病孩子术后医务人员会对伤口做专业处理,而出院以后,观察伤口情况的重任就落到了家长身上,所以患儿亲属一定要掌握一些伤口的相关知识。一般来说,出院前医务人员会给患儿换药一次，然后根据此次伤口换药的情况告知患儿亲属回家后是否需要继续换药，隔多久换一次药，家长一定要遵医嘱执行。回家后患儿亲属要注意伤口敷料的渗液情况，伤口敷料干燥可以 2~3 天换一次药，渗液很多导致敷料潮湿时应立即换药，换药一定要去正规医院，切不可自行换药。拆线后伤口上会有干痂，干痂脱落后伤口会呈现白色，然后变成淡红色或粉红色，有的可以出现颜色逐渐加深，这些都是正常现象。但是如果出现伤口出血、红肿、周围隆起，甚至流脓、流水等，很有可能是伤口感染了，此时一定要立即去当地正规医院外科门诊就诊，如当地医院无法处理，应立即来手术医院处理，以免延误病情。另外，术后一段时间孩子伤口可能会出现疼痛、瘙痒等不适症状，家长一定注意不要让孩子随意触碰、抓挠和牵拉伤口，以免造成出血或感染等。

合理饮食也可以促进伤口愈合。建议吃富含维生素或高蛋白的饮食促进伤口的愈合。①含胶原蛋白丰富的食物，主要有肉皮、猪蹄、牛蹄筋、鸡翅、鸡皮、鱼皮及软骨等；②含维生素 C 的蔬菜、水果，主要是菠菜、橙子、红枣、猕猴桃、柑橘、柚子、花菜、葡萄汁、西红柿等；③含维生素 A 的食物，如动物肝脏、鸡蛋黄、胡萝卜、西红柿、牛奶等，但注意不能过量，以免对身体健康产生危害；④含优质蛋白的食物，有海产品、瘦肉、禽肉、奶制品、坚果、鱼类、豆类和蛋类等；⑤另外要适当补充微量元素，特别是锌或钾，锌在促进蛋白合成过程中，起到非常重要的作用，可以促进伤口的愈合，锌主要存在于木耳、海带、猪皮、猪蹄等食物当中。

53. 先天性心脏病术后瘢痕很明显该怎么办？

先天性心脏病手术之后胸部产生瘢痕是正常的生理反应，患儿亲属不必过于担心，想要减少瘢痕的产生可以注意以下几点：①注意日常饮食，以清淡为主，尽量避免辛辣刺激性的食物，以免刺激瘢痕的过度增生；②注意伤口的护理，保持局部的清洁，尽量不要用手抓挠，以免造成二次伤害；③在户外活动时注意防晒，尽

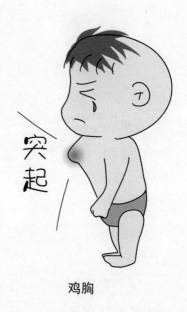

鸡胸

量避免阳光的照射，尤其要避免在紫外线比较强的区域；④出院内一年内尽量取平卧位，以防出现"鸡胸"畸形，如出现胸骨隆起现象，患儿亲属可以指导孩子俯卧

纠正或佩戴鸡胸治疗仪(如俯卧请注意防止口鼻堵塞引起窒息);⑤手术瘢痕还可以后期通过手术或者激光的方法进行整形美容消除。

54. 先天性心脏病术后如何预防鸡胸?

大部分先天性心脏病孩子采用的手术方式为胸骨正中切口,为避免造成"鸡胸",术后一年内,患儿亲属应注意让孩子尽量平卧位,不宜侧卧,以免影响胸骨的正常愈合。可仰睡或趴睡,趴睡时注意不能遮住口鼻,以免造成孩子窒息。

同时术后1个月内可采用胸带固定,胸带松紧度以能插入两个手指为宜。患儿亲属也可自制一个小米袋,重量以孩子能承受,没有不良反应为宜,可在孩子睡觉时轻放孩子胸前。3岁以上的孩子可以多多练习扩胸运动,改善胸骨结构及心肺功能,维持正确身体姿势,防止"鸡胸"。

孩子先天性心脏病手术后出现鸡胸,也可能与孩子的营养不良有关。在进行先天性心脏病术后,应加强孩子的营养和锻炼,尽量补足身体各方面的营养需求,定期要到医院复查,有助于早期发现孩子的胸骨或肋骨发育异常,及时就医,以免病情进一步发展,出现鸡胸。

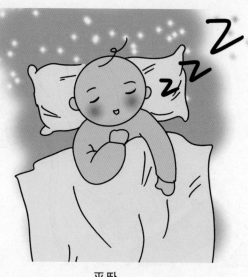

平卧

另外口服钙剂及维生素 D 可以有效降低先天性心脏病术后鸡胸发生率，但一定要在医生的指导下严格控制补钙剂量，合理安排服药时间。

55. 先天性心脏病术后如果出现鸡胸了怎么办？

先天性心脏病术后发现胸廓畸形，发生鸡胸可能为以下原因，首先是先天性心脏病儿童本身营养状态差，一般体质偏弱，如果儿童时期摄入钙质不足，可能引起鸡胸畸形，和手术关系不大。另外就是在剖胸手术后，会对胸骨进行一些金属丝闭合处理，儿童发育过程中这

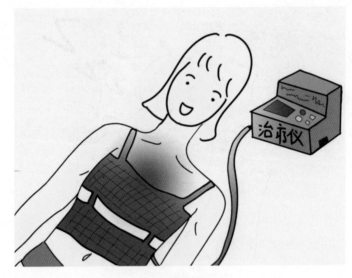

鸡胸治疗仪

些切口瘢痕影响正常发育，导致胸廓一定程度畸形。如果孩子的胸骨已有隆起，请一定在门诊复查时咨询医生，方可购买鸡胸治疗仪，遵医嘱使用，使用时保持伤口干燥，松紧事宜，持续使用时及时观察伤口皮肤情况，以免感染。

同时保持正确的身体姿势和平卧习惯。最后，也请患儿亲属无需太多担忧，孩子的骨骼发育尚未成型，还有很大的塑形性，随着生长发育，也可逐步恢复正常。

56. 先天性心脏病术后回家伤口需要换药吗?

出院后如无特殊情况,一般 2~3 天换药一次,换药时密切观察伤口周围情况,有无红肿、硬结、血肿、积液等情况,如纱布敷料渗湿或脱落,应及时到医院更换,注意无菌原则。换药一定要去正规医院,切不可自行换药。平时,患儿亲属不用每天揭开纱布观察伤口,避免交叉感染。如遇伤口周围发红、疼痛、渗液、流脓等则需立即就医,严格按照医生的指导换药。

57. 先天性心脏病术后患儿亲属需要注意哪些情况?

(1)不要抓挠手术伤口:要保持伤口局部的卫生、干燥,伤口恢复期可能出现瘙痒,尽量不要用手抓挠,也要尽量减少衣物的摩擦。拆线后伤口上有干痂,不要用手撕掉,等待其自然脱落就好。伤口的局部及周围可能有疼痛、瘙痒等不适,甚至同侧肩膀活动不方便,这些都是正常反应,随着时间增长会逐渐恢复。手术后一个月,待干痂脱落之后可以洗澡,注意伤口部位及周围不要用力揉搓,洗完后立即擦干。

(2)预防感冒:保持居室内空气流通,每天早晚开窗通风半小时。孩子尽量避免到人多拥挤的公共场所逗留，术后头两周，孩子在接触外人时应戴上口罩，避免呼吸道疾病的传染。注意随天气冷暖及时增减衣服，有些孩子爱活动，容易出汗，心功能不全的孩子也往往出汗较多，夏天勤洗澡，冬天用热毛巾擦身，注意给孩子勤换衣裤，保持皮肤清洁，汗湿的衣服贴在身上时间过长很容易造成感冒。另外，患儿亲属应密切观察孩子的体温和症状，如体温超过38℃，千万不能随意服退烧药，应立即去医院就诊，在医生指导下进行治疗。

（3）术后定期复查：出院1个月左右应到医院复诊，让医生了解心功能恢复情况，医生会根据恢复情况告知下次复查时间。

（4）术后1~3个月内，家长要注意观察孩子的身体状况，按照医嘱定时服药，注意吃喝的量与尿量要平衡，体重不能增加太快，如出现尿少、水肿或其他不适，及时去医院就诊。

（5）保持情绪的稳定，切勿大喜大悲或过度哭闹。大龄儿童要养成规律的生活习惯，劳逸结合，保证充足的睡眠，为术后恢复及生长发育提供良好的条件。

58. 先天性心脏病术后消炎药用得越多越好吗?

消炎药通常是指抗生素,抗生素不可以随意用药。如果有发热、痰多、白细胞增高等明确的感染征兆,医生会根据病情的需要调整抗生素的使用时间、剂量及种类。如果没有明显的感染征兆,一味增加抗生素的用量和疗程,不仅不会促进孩子的恢复,还可能因为药物的不良反应等因素而影响术后恢复。消炎药的不良反应主要包括:①肝肾的损伤,"是药三分毒",药品进入人体后主要靠肝和肾进行代谢,过度使用消炎药会加重肝肾的负担,严重的造成肝肾功能异常,甚至出现肝衰竭和肾衰竭;②胃肠道不适,有一些刺激性比较强的消炎药,会容易诱发胃炎、胃溃疡;③全身症状,可能会引起恶心、呕吐、全身乏力等。抗生素使用不当还可能造成耐药,所以消炎药不是用得越多越好,应由医生根据具体病情合理使用消炎药。

59. 先天性心脏病术后发育会和正常的孩子一样吗?

一般来说先天性心脏病术后的孩子跟正常的小孩在运动强度方面会有一定的差距,但小孩先天性心脏病手术后，能不能和正常人一样，关键还是应该看手术是否成功矫正心脏畸形，如果心脏畸形完全纠正，恢复正常的功能，孩子术后是会和正常人一样的。先天性的心脏病手术效果，与其畸形复杂程度有很大的关系。一般来说畸形越轻越容易矫正，手术效果越好；相反，畸形越严重矫正也就越困难，结果也就越差，有的甚至无法进行根治性手术的，只能行姑息性手术，这意味着远期很有可能需要再次手术。

60. 先天性心脏病术后可以立即去上学吗?

先天性心脏病术后一般不建议立即上学，如果是比较轻的先天性心脏病，通过积极的手术治疗，恢复之后和正常孩子是没有明显不同的，简单的房间隔缺损、室间隔缺损、动脉导管未闭或肺动脉狭窄，术后 1 个月复查经医生评估正常后可以上学。对于复杂的先天性心脏病患者，其恢复期较长，建议患儿亲属结合自己孩子的病情以及术后的恢复情况综合考虑，如果心脏超声等检查没有问题，孩子恢复较好，半年之后再行复查，如果没事，可让孩子上学。

61. 孩子做了先天性心脏病手术后能上体育课吗?

先天性心脏病患儿术后 3 个月是心脏康复的重要阶段, 应控制活动量, 尽量避免参加体育课。术后多数孩子心脏负荷减轻了, 其自身感觉很轻松, 总想活动, 但患儿亲属一定要注意, 半年内避免较剧烈的活动, 多休息, 以休闲散步为宜, 剧烈运动不利于心功能的恢复, 而且在活动时呼吸急促, 容易导致术后胸廓畸形。一般情况下, 3 个月后逐渐恢复正常生活, 一般的活动可以参加, 可根据自身情况和复查结果、术后恢复情况等逐渐加大活动量, 以活动后没有明显疲惫感觉为准, 要注意控制孩子的活动强度, 应根据孩子的病情轻重和年龄大小而异。一般来说简单的先天性心脏病如房间隔缺损、室间隔缺损、动脉导管未闭等手术后与正常儿童无异, 可以参加正常的活动。当孩子出现心悸、胸痛、心动过速、与运动不相称的呼吸困难、恶心甚至晕厥时, 应立即让其休息, 不宜继续进行体育运动。需要长期服用抗凝药物的患儿, 应该避免参与有身体碰撞的运动项目, 以免出现瘀斑或出血, 特别是头部损伤。

62. 先天性心脏病术后要尽早下床活动和多休息，两者该如何权衡？

患儿亲属常常可以听到医务人员要求孩子术后早下床活动，又会听到医务人员叮嘱孩子多休息，那么如何在早活动和休息之间找到平衡呢？一般来说，先天性心脏病孩子如畸形纠正彻底，心功能恢复良好，转出重症监护室（ICU）1~2天后可以适当在床边活动，拔除引流管2小时后可在病房内适当走动，可以帮助促进伤口恢复和胃肠蠕动，预防静脉血栓和腹胀等。对于不会行走的婴儿，可由家长帮助其被动活动身体，如翻身、活动四肢、拍拍背部等。所有的活动应以孩子不感到疲惫为宜。但对于术后仍有心功能不全的患儿，则应该听从医护人员的建议尽量卧床休息，以减轻心脏负担，利于心功能恢复。先天性心脏病患儿在出院后半年内都不要剧烈活动，之后可根据恢复情况逐渐增加运动量，术后恢复期孩子应该以休息为主。

63. 先天性心脏病患儿术后特别爱出汗怎么办?

先天性心脏病患儿术后爱出汗有多种可能:

(1)如果孩子精神状态好,尿量充足、手脚温暖,可能是由于孩子处于生长发育期,新陈代谢旺盛,产热多并且室内温度高导致的出汗,可以适当减少衣物,降低室温。

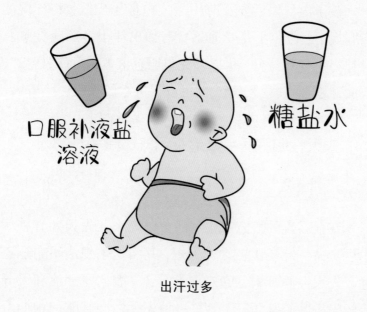

出汗过多

(2)缺乏钙引起的多汗,要多让孩子喝温开水、服用鱼肝油、增加户外活动时间,多晒太阳,促进钙吸收,患儿亲属可以带孩子去医院检查一下微量元素。

（3）术后体质虚弱出虚汗，应注意多休息，加强营养，适当的锻炼，可以吃点增强抵抗力的药物，如贞芪扶正颗粒等。也可吃些中成药或汤剂以协助止汗，如黄芪颗粒冲剂。

（4）心功能不全出汗多，孩子表现为手脚凉且潮湿，精神、饮食、睡眠不好，尿量少，出现这种情况家长应该引起重视，尽早联系医生或直接去医院就诊。

孩子出汗以后要及时用干毛巾擦干皮肤、将汗湿的衣服换下，避免小儿受凉感冒。如出汗很多还应注意及时补充水分和盐分，可以补充口服补液盐，简称"ORS"，或白开水加点食盐、糖，糖可以促进水的吸收。

64. 先天性心脏病手术治疗后寿命能和正常人一样吗？

在很多人的潜意识中，都会以为小儿先天性心脏病术后寿命一定会比正常人更短，其实这个想法不完全正确。先天性心脏病分为左向右分流、右向左分流和无分流的先天性心脏病三类，每一种先天性心脏病的预期寿命都不一样，同一种先天性心脏病的患者，因为个体差异，其预后也不完全一样。同时，先天性心脏病术后生存寿命还与患者的病情、手术效果有着不可分割的联系。

对于先天性心脏病孩子，一般越早治疗，手术效果越好，对寿命影响越小；越晚治疗，对寿命影响越大。在资料报告中常见的先天性心脏病患儿如房间隔缺损、室间隔缺损、动脉导管未闭等，在幼儿期接受手术，其寿命与正常人相同，青少年期接受手术者接近正常人群，而在中年手术则短于正常老人，但长于未接受手术的患者。如果不进行手术，也有可能成长到十几岁或到成年，不仅身体生长发育受到影响且很难有正常寿命，一旦心力衰竭或肺动脉高压将失去手术机会，甚至猝死。如果是重度的法洛四联症、完全性大动脉转位、肺动脉闭锁这样的复杂性先天性心脏病，若不治疗很多患儿死于出生 1 月内，在 1 岁内病死率达 50%，2 岁内病死率达到 80%。有些先天性心脏病患儿随着年龄增大，心肺功能的受损也逐渐加重，还可能因为由于手术不及时危及生命。因此，需要根据先天性心脏病患儿的具体病情决定最佳手术时间，争取最好的手术效果，达到最长的生存寿命。

65. 先天性心脏病手术后会不会影响智力发育?

先天性心脏病一般不会影响智力,有些是先天性的智力问题,手术无法改变。先天性心脏病手术本身不会影响智力,有些患儿亲属可能会担心全麻会影响孩子智力。全麻是先天性心脏病手术时经常采用的一种麻醉方法,这种麻醉方式可以让孩子在一定时间内意识和感觉完全消失,在做手术时毫无痛苦,通常情况下,麻醉是很安全的。目前尚没有证据能够明确证明麻醉药物会对幼儿智力造成影响。如果你的孩子发育迟缓或者智力发育异常,建议找儿科就诊或查患儿的遗传指标(染色体核型)协助判断孩子智力发育异常的原因。

66. 先天性心脏病手术后能正常结婚生子吗?

大多数先天性心脏病患者经过手术,如果畸形矫正满意,没有发生重大的并发症和后遗症,体力和心功能完全恢复以后,到了结婚年龄即可结婚,过正常的夫妻生活。绝大多数的先天性心脏病术后妇女在经过专业的评估以及追踪下是可以怀孕生产的,但是有些极少数的状况,由于对母体及胎儿的危险性太大,最好还是避免怀孕，这些情况包括严重的肺动脉高压、严重心衰(可表现为轻微活动也会呼吸急促或者休息时也觉得呼吸困难)、严重的阻塞性心血管疾病(如主动脉瓣狭窄、二尖瓣狭窄)、马凡综合征等。另外，由于疾病的特点和手术的方式，一些先天性心脏病术后的孩子需要终身服用某些药物，如华法林等，建议在育龄期咨询心脏外科医生和产科医生有关注意事项和药物对怀孕、分娩的影响。

67. 心脏的"洞"补好后还会漏吗?

心脏内的"洞"大致可分为三种类型，即房间隔缺损、室间隔缺损或房室共同通道。由于心房和心室内的压力不同，手术时选用的方法也不同。心房内压力较低，一般小的房间隔缺损可采用直接缝合法，对于大的房间隔缺损，则采用补片修补；心室内压力较高，绝大部分需采用补片修补。补好后的"洞"偶尔还是会发生部分裂开的，即残余分流，大多是补片与缺损缝合处的部分撕脱所致。据文献资料统计，室间隔缺损修补后约有5%左右的患者会发生残余分流，主要表现有心跳加快和杂音性质改变，通过超声或心导管检查可以确诊。但小量的残余分流大多不需手术处理，有的患儿随着周围组织的粘连，可自行愈合。对分流量较大的残余缺损，则需经临床医生酌情判断是否需要再次手术治疗。

68. 先天性心脏病术后多长时间可以洗澡?

患者术后 7~10 天手术切口基本愈合, 4 周左右之后基本结痂痊愈, 切口情况出院前由外科医生进行评估, 如果切口愈合良好, 则可以适当清洁, 如果伤口有渗出, 则需要定时更换敷料, 在切口敷料没有撕掉之前可以用温水擦拭周围皮肤, 待切口结痂完全脱落后可以浸水洗澡, 但不能长时间浸泡, 建议淋浴, 洗澡时不要用力摩擦切口周围皮肤。

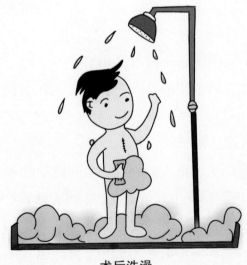

术后洗澡

69. 先天性心脏病术后多长时间可以打疫苗?

先天性心脏病术后打疫苗一般是针对小儿患者,患儿在门诊进行复查后,经医生评估心功能已经完全恢复到正常,近期无上呼吸道感染的症状,大多数患儿是在术后 3 个月就可以打疫苗了,有些疫苗在接种后会出现发热、皮肤红肿等症状,应注意观察,如果心功能一直不能恢复到正常,还是不建议打疫苗的。

70. 先天性心脏病术后还是会像以前一样容易感冒吗?

大部分先天性心脏病儿童如房间隔缺损、室间隔缺损、动脉导管未闭等手术后心脏畸形得到完全矫治,术后与正常儿童无异,在正常喂养的情况下,抵抗力也会提高,经常感冒的情况一般会好转。先天性心脏病的患者术前之所以反复感冒,是因为先天性心脏病存在心内血液分流,血液通过左向右进行分流,有些分流量是很大的,这种分流量是肺循环血流量的 3 到 5 倍,这种分流导致了体循环血流量减少,肺血量很多,容易发生呼吸道感染、肺炎等。先天性心脏病术后恢复期心功能未能完全恢复，患者的身体抵抗力更弱，容易引发感冒，这时需要到正规医院进行积极的抗感冒治疗，同时注意休息调理，多进食维生素含量高的食物，以增强患者的抵抗力，通过一段时间的恢复，一般可以恢复到跟正常小孩一样。

71. 先天性心脏病术后如何预防感冒？

先天性心脏病患者抵抗力一般比较弱，特别是手术后应做到更细心的呵护：一是避免出入人员密集的公共场所；二是保持环境温湿度的适宜，适时添减衣物，注意保暖；三是多去空气流通的地方，多晒太阳；四是饮食均衡、营养充足、清淡易消化食物；五是睡眠、休息充分，防劳累；六是家庭成员有上呼吸道感染症状时，应采取隔离措施；七是感冒早期及时用药，尽早去医院治疗。

72. 先天性心脏病术后如果感冒了，能吃感冒药吗？

先天性心脏病术后是可以吃感冒药的，但尽量不要与护心的药物同时服用，如解热药（如布洛芬、对乙酰氨基酚）不能与地高辛同服，解热药与硝苯地平、维拉帕米同用时需要降低剂量，解热药与利尿药同用时，需及时补充水分，部分患者术后需服用抗凝药物，应告知医生手术病史，避免感冒药与抗凝药物之间的干扰。感冒后应做到及时护理，休息好，多喝水，普通感冒通常 7 天左右能自行愈合。

73. 为什么先天性心脏病术后不能过多输液？

先天性心脏病术后液体输注太多会引起血容量增加，从而导致容量负荷增加，心脏负担加重，不利于术后的恢复。如果出现左心衰竭可能导致急性肺水肿，严重时危及生命。

74. 先天性心脏病术后补钾利尿的药要服用多久？

单纯的房间隔缺损、室间隔缺损引起的先天性心脏病，术后一般不服用利尿药或补钾药，服用这类药物的是心功能减退的患者，如左向右分流的先天性心脏病，法洛四联症、心内膜垫缺损，术前反复心衰需要药物控制者，术后均需服药 3~6 个月，服用利尿药可减轻心脏的负担，同时排钾量增多，需要补钾，这类药物是否长期服用，可以在复查随访时咨询心外科医生。

75. 先天性心脏病术后服用利尿补钾的药有哪些注意事项?

在服药过程中,应监测尿量及电解质情况,利尿的药物有氢氯噻嗪、安体舒通、呋塞米等,通过排尿来减轻心脏的负担,长期服用利尿药会导致电解质紊乱,出现血钾、血钠的降低或增高,从而引起食欲、心律、精神方面的改变。利尿的同时需要补钾,补钾的药物常用的有枸橼酸钾溶液、氯化钾缓释片、门冬氨酸钾镁片,一般餐后服用,应注意复查血钾浓度,必要时停用。因此需要定期复查血电解质。

76. 先天性心脏病术后是否需要继续服药或者看医生?

先天性心脏病术后根据病情决定是否继续服用药物,单纯病种如房间隔缺损、室间隔缺损可不需服用药物,复杂先天性心脏病术后需常规服用强心、利尿、扩血管的药物3~6个月,早期复查可在手术后1~2周进行,以后延长至4~8周一次,然后3个月到半年一次,之后1~2年一次。对于心脏功能减退的患者则需遵医嘱按时服药，复查次数要多一些，遇有特殊情况，及时去医院检查和治疗。

77. 给孩子喂服地高辛有哪些重要的注意事项？

地高辛属于强心苷类的口服制剂，主要作用是增强心肌收缩力，减慢心率，减慢传导。服药过程中，不能自行增减药物的剂量，严格遵医嘱服用，因地高辛的服药剂量和中毒剂量非常接近，在服药之前应严密监测心率：

成人心率低于70次/分停用，1岁以内心率小于100次/分停用，1~5岁心率小于90次/分停用，5岁以上心率小于80次/分停用，常见的不良反应有：恶心、呕吐、腹泻、头痛、视物模糊、各种类型的心律失常，一旦出现上述反应及时来医院就诊。药物需谨慎放置于孩子不可触及的地方，避免孩子误服。

78. 阿司匹林肠溶片是应该在餐前还是餐后服用？要注意什么？

阿司匹林肠溶片属于水杨酸类药物，其作用是抑制血小板聚集，预防血栓的形成。由于它对胃黏膜的刺激作用比较大，为保护胃黏膜宜选择餐后服药。

在服药期间，应注意观察大便的颜色有无柏油样大便或黑便，有无鼻出血、牙龈出血，皮肤黏膜有无出血点，一旦出现应立即停药，及时去医院就诊。

79. 先天性心脏瓣膜病术后服用抗凝药物有哪些注意事项？

心脏瓣膜病术后服用抗凝药物有香豆素类药物如华法林或水杨酸类药物如阿司匹林，服药期间应注意：

（1）饮食方面：因菠菜、青菜、白菜、番茄、菜花、猪肝等维生素 K 含量较高，和华法林会有拮抗作用，所以饮食方面尽量做到变换蔬菜种类，不要长期固定食用同一类型蔬菜。

（2）药物方面：环丙沙星、红霉素、左氧氟沙星、奥美拉唑、乙醇类（如酒）、当归、丹参、枸杞、阿胶、避孕药等会增强或减弱华法林的药效，应谨慎使用上述药物。

（3）服药期间的观察：定期门诊复查，监测凝血酶原时间（PT）及国际标准化比值（INR），如出现牙龈、口鼻腔、黏膜出血、皮肤青紫、月经血量过多、黑便，怀疑华法林服用过多，应及时停药来医院就诊，若出现失语、肢体偏瘫、活动障碍等也应及时来医院就诊。

80. 先天性心脏病术后如何做康复操？

先天性心脏病手术对躯体的影响是不容忽视的，为了达到整体康复的目标，可在术后早期于术后第 2 天开始康复训练，由于上肢运动对胸部切口的恢复影响较大，术后可根据病情从下肢远端开始运动，由远至近分节段进行，即从踝腕运动逐步进行到肩部运动，运动的顺序为：指趾、腕踝、膝关节、髋关节，同时进行深呼吸、咳嗽及肩部外展动作，术后第 3 天根据病情可下床活动，包括走路、下蹲、举臂、扩胸等动作，每天 2 次，每次 10 分钟，出院后继续进行康复操练习，在患者亲属的陪护下进行，需要注意起床动作要慢，坐起后先在床边休息片刻再站立，以防直立性低血压引起头晕、眼前发黑甚至摔倒。

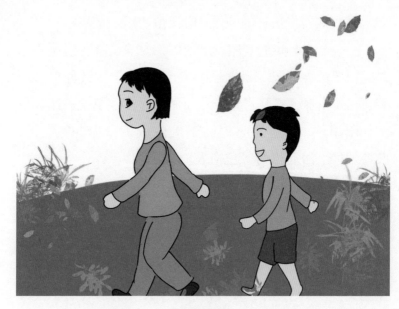

术后康复

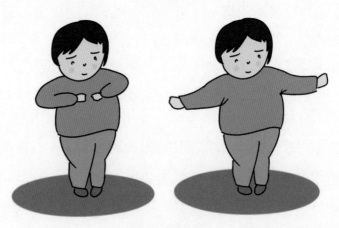

康复运动操

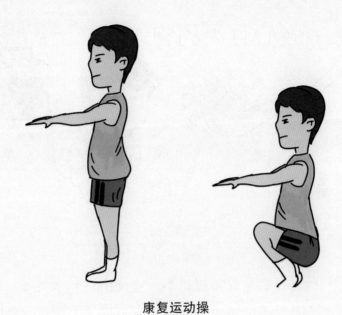

康复运动操

81. 患者出院回家有哪些注意事项?

患者出院后应做到以下几点:

（1）遵医嘱按时服药:如强心苷类的药物地高辛应在监测心率的情况下服用,利尿药使用期间观察尿量及不适症状,抗凝药物华法林及阿司匹林服药期间观察凝血功能。

（2）切口护理:切口处有敷料覆盖时,禁忌洗澡,只能用温水擦拭切口周围皮肤,禁忌用手去抓挠切口周围

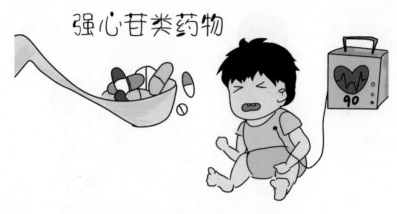

监测心律

皮肤，待切口敷料完全撕掉后，建议用流动水洗澡，时间不宜过长，不可用力摩擦切口处皮肤，注意环境温度的适宜，出院3~5天可在正规医院进行切口换药一次。

(3)饮食管理：加强营养，可食用鸡鸭鱼肉蛋类制品，增加蛋白质及维生素的摄入，促进伤口的愈合，多吃蔬菜、水果补充纤维素，预防便秘。

(4)休息为主(休息与活动)：生活起居规律，不熬夜，适当锻炼，不做重体力劳动。

(5)定期门诊复查，不适症状及时医院就诊。

82. 先天性心脏病术后为什么要定期复查?

大部分先天性心脏病手术是在体外循环心内直视下操作进行的,如何保障患者围手术期间的安全性,改善患者预后一直是医护工作者所密切关注的热点话题。而患者术后的恢复需要一个过程,定期进行随访检查、密切观察术后恢复情况是十分必要的。复查从如下几方面进行:

(1)听诊、触诊:心脏听诊可以帮助了解患者术后心率、心律的情况及有无心脏杂音,当服用强心药物时,可帮助指导是否需要减药、加药或停药。同时帮助了解肺部情况及是否有胸腔积液。

(2)胸部 X 线检查:患者在出院前已做过胸部 X 线检查,手术后早期可不必复查,当怀疑肺部有感染或胸腔积液时可进行 X 线检查。如无特殊情况一般术后半年复查胸部 X 线片,可进行前后对比,了解术后恢复情况。

(3)心电图:当手术前后出现心律失常,出院后仍需服用抗心律失常的药物,定期做心电图是很必要的,如服用地高辛的患者,可通过心电图了解是否有药效,是否有洋地黄中毒的现象。

(4)心脏彩超:心脏彩超检查可动态观察心脏内部

结构，帮助了解心脏修补的缺损是否完全长好，若患者手术后恢复顺利，半年至一年复查一次心脏彩超即可。

（5）血液检查：对于心脏瓣膜置换的患者，长期服用抗凝药物需定期复查凝血功能，服用利尿药的患者定期复查电解质。

（6）切口检查：检查切口表面有无渗液、红肿、化脓，切口愈合是否良好。

83. 先天性心脏病患者术后多久复查一次？

先天性心脏病术后复查的时间第一次一般为半个月到 1 个月，然后根据病情可将复查间隔时间延长，如 3 个月，半年，1 年等。

84. 出院后患者出现哪些情况需要立即到医院就诊？

当患者出现下肢水肿、面部浮肿、呼吸困难，气促，发绀；无任何原因引起的恶心、呕吐，尿量减少；心慌、胸闷，体温增高，切口周围出现红肿、脓液，出现上述情况应立即来医院就诊。

85. 先天性心脏病术后发现心率异常怎么办?

先天性心脏病术后心率的正常范围:新生儿 120~140 次/分,1 岁以内 110~130 次/分,2~3 岁 110~120 次/分,4~6 岁 80~100 次/分,8~14 岁 70~90 次/分,14 岁以上 60~100 次/分。心率异常分为心动过速和心动过缓,一般在活动、哭闹、情绪激动、紧张时出现心动过速,半小时内恢复正常,发热时也可能心动过速,排除这些因素后仍然持续心动过速应及时就诊,明确病因;心动过缓可分为病理性及生理性的,生理性窦性心

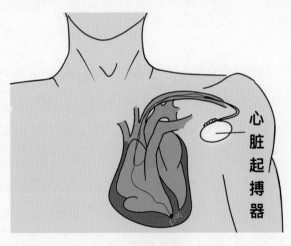

心脏起搏器

动过缓属于正常现象，睡眠状态下也可能出现心动过缓，病理性心动过缓需及时就诊进一步明确病因，如服用地高辛应立即停用，必要时需安装起搏器。

86. 做了先天性心脏病手术后将来能从事什么工作?

先天性心脏病是先天性畸形中最常见的一类，主要包括房间隔缺损、室间隔缺损、动脉导管未闭、肺动脉瓣狭窄等，这四种畸形几乎占了所有先天性心脏病的80%以上，随着心脏诊断方法及外科手术治疗技术的进展，目前绝大多数先天性心脏病均能获得明确的诊断和手术矫正治疗，大部分能通过手术恢复正常人生活，工作性质基本上不受限制。

87. 封堵术后可以乘坐飞机吗? 能做磁共振检查吗?

先天性心脏病封堵术是一种用微创手术来矫治畸形的方法，矫治的时间在早期的话，是不影响正常的学习、工作和生活的，如果术前没有晕车、晕机现象是可以坐飞机的，术前晕车、晕机的患者应提前预防。

先天性心脏病封堵器主要由超弹性的镍钛合金编制而成，触感柔软，可塑性强，具有很好的形状记忆性及生物相容性，此外还有陶瓷封堵器，这两种材料都是非磁铁性的，在静止的磁场中一般不会产生偏转应力。2007 年，美国心脏学会（AHA）发布声明，指出材料为镍钛合金的心脏金属植入物，可以安全用于磁共振检查，镍钛合金和陶瓷做成的先天性心脏病封堵器均具有良好的磁共振兼容性，不会发生封堵器位置的变化。封堵器植入后的患者需做磁共振一般选择 6 个月后，此时封堵器内皮化过程已经完成，完全固定于心内膜中，不会在磁共振过程中产生封堵器移位。因此在做磁共振检查前应对封堵器材料进行确认并询问医务人员后方可进行检查。

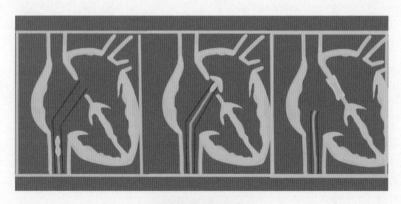

房间隔缺损封堵术

88. 先天性心脏病患者可以乘坐飞机、坐火车吗?

首先需要说明的是飞机机舱、火车车厢中氧气浓度和正常空气是一样的，不存在缺氧的情况，但飞机、轮船在运行过程中会造成剧烈晃动、摇摆使人感到头晕、恶心呕吐，这与人体的前庭功能有关，如果术前没有晕车、晕机现象是可以乘坐飞机、火车的。但有严重的先天性心脏病、经常有缺氧发作或心功能障碍的患者，乘坐需要有医护人员的陪同。

02

心理健康篇

89. 先天性心脏病术后有可能出现哪些方面的心理
问题？

科学证明，患有慢性病的儿童发生心理行为问题的
概率是正常儿童的 2 倍以上。先天性心脏病术后的孩子
可能会出现以下的几个方面的心理问题：

（1）情绪不稳定，最常见的情绪反应包括焦虑、抑
郁、不合群、多动、攻击性行为和违纪行为，等等。

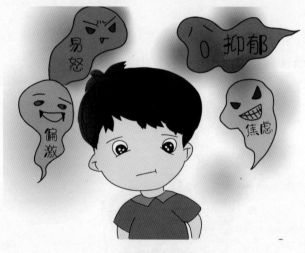

情绪不稳定

（2）社会交往障碍，表现为社交退缩、与同伴交流减
少、参加的集体活动较少，社交问题多。

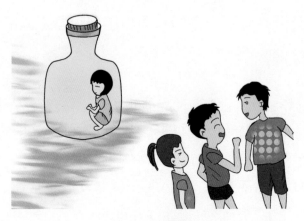

社会交往障碍

（3）过度依赖父母，常常胆小、被动、自卑，探索世界积极性降低，生活在父母的保护伞下。

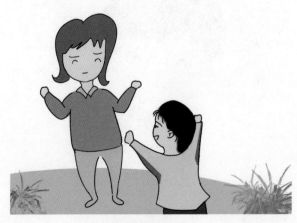

过度依赖父母

90. 心脏病术后孩子为什么容易出现心理问题?

(1)过分关注心脏疾病本身所造成的身体不适,产生焦虑、抑郁情绪,自我认识的改变逐渐形成"低自尊"的心理状态。

(2)与正常儿童的对比,心脏病术后孩子活动受限、身材矮小、手术疤瘢、精力不足等易产生自卑、失败感、依赖感。约1/3先天性心脏病孩子无法按正常上课,经常的缺课或休学,被迫聘请家庭教师单独辅导学习,常常会有一种被孤立的感觉。

(3)应付来自学校对疾病的反应,满足家庭对孩子的期望,执行术后注意事项,处理疾病所带来的不适反应,这需要花费大量的时间精力,也增加了心理负担。

91. 要不要让孩子知道自己做过手术?

要让孩子了解自己身体的变化,学会保护自己,鼓励孩子积极主动的参加康复训练,有利于心理健康的良性发展。

92. 先天性心脏病术后孩子出现性格孤僻、不爱与人交往怎么办?

（1）"社交正常化"：等孩子术后病情稳定，心功能恢复后，应逐渐增加患儿的活动量和活动范围，多接触同龄儿童，通过玩耍建立正常的人际交往关系，消除孤独心理。

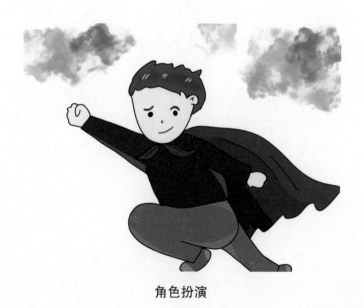

角色扮演

（2）"同伴支持"：利用康复榜样的力量激励自己，陪伴自己。

（3）"角色扮演"：角色扮演法是通过角色扮演的过程，体验不同角色的感受，提高对不良认知和行为的识别能力，通过实际的扮演与练习而形成新的行为模式，是深化学习的一种教学方法。

（4）"正性强化法"：强化自己在良好的人际关系中获得的愉快情绪和心境。

93. 先天性心脏病术后孩子出现焦虑抑郁怎么办？

（1）运动疗法：适当地参加体育锻炼对情绪有好处，促使大脑分泌多巴胺等激素。

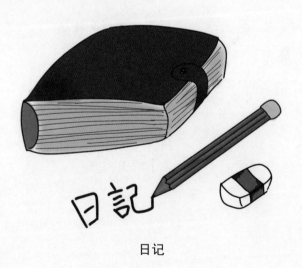

日记

（2）放松疗法：腹式呼吸放松训练，渐进式肌肉放松训练，运用诸如集中注意力，深度呼吸，放松，想象和简单的动作。

（3）音乐作伴：反复听选择喜欢的音乐，把自己的感受写下来。

（4）快乐日记与烦恼日记：通过写日记的方式表达自己的感受。

（5）接受专业心理咨询的帮助。

（6）在精神心理医生处就诊。

94. 先天性心脏病术后孩子出现自卑怎么办？

（1）积极的心理暗示：寻找自己的优点，每天默念十遍自己的优点。

（2）提高自信心：发挥自己的长处或优势，使儿童看到自己的努力，建立一定的自信心和自尊心。

（3）客观的评价：避免拿自己的缺点和别人的优点对比，要客观的看待自己和他人的差距。

95. 先天性心脏病术后亲子沟通的注意事项有哪些?

(1)亲子关系:创造稳定和谐的亲子关系在孩子的成长过程着起着关键作用。

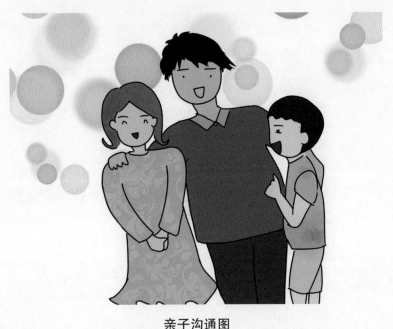

亲子沟通图

(2)父母期望:父母对孩子的学习、生活、能力有客观的定位和期望,定过太高会让孩子长期处于失败的痛苦中,定位低会可能会影响孩子实现自我价值。

（3）合理教养：合适的教养方式，切忌过分溺爱、包办一切。

96. 先天性心脏病的孩子父母应该从哪些方面加强孩子的心理辅导？

（1）"鼓励式教育"：让孩子多做些力所能及的事，提高独立生活能力和社会适应能力，提升自信心，培养独立、坚强性格。

（2）"合理的情绪管理"：父母合理管理情绪，言传身教，对孩子是最好的教育和辅导。

（3）"正确的看待孩子"：切忌悲观绝望，认为自己孩子这辈子没希望了，合理的认知能让孩子看到更美的世界。

97. 先天性心脏病术后能让孩子玩电子产品吗？

先天性心脏病患者术后可以玩电子产品，电子产品的普及化使孩子接触电视、电脑、手机已成为普遍现象。家长对儿童进行一定的约束使用，提倡每天使用电子产品的时间 30~45 分钟，操作各种电子视频产品时间每次不宜超过 20 分钟，每天累计时间建议不超过 1 小时，合理安排休息时间。

98. 先天性心脏病患儿亲属常见的心理问题有哪些？

（1）睡眠问题：长期的压力导致睡眠不佳，睡眠差易引起各种不良情绪。

（2）情绪问题：过分焦虑、抑郁、内疚自责。过分焦虑和抑郁，导致把儿童患病后的不利因素夸大，低估儿童自己的社会适应能力而采取事事包办、过度保护的行为，导致患儿自我控制能力降低。患儿亲属内疚自责的心理会增加对子女补偿，也是过度保护的原因之一，导致过度的依赖性和婴儿化。

（3）养育压力：父母将大部分精力用于关注孩子的治疗，而对其他社会、交际、家庭事务的兴趣大大减弱，导致家庭内部社会心理联系失调，影响自身心理平衡。

99. 如何缓解先天性心脏病患儿亲属的心理问题？

（1）积极学习先天性心脏病的科普知识，正确认识疾病的治疗、康复。

（2）加强自己的心理健康，练习放松训练释放压力、参加心理沙龙提高自我调节能力、寻找专业心理咨询保持良好的心理平衡。

（3）提高育儿技能，加强育儿知识的学习，为孩子做好家庭保障，为孩子健康成长创造良好家庭环境。

（4）合理管理睡眠：创造舒适的睡眠环境，固定时间睡觉、起床，减少白天打盹。

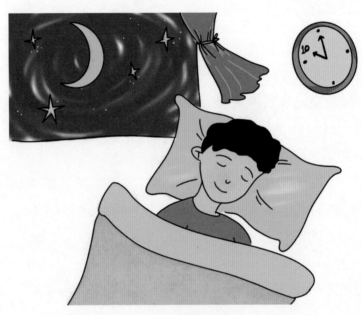

睡眠环境

03

护患篇

● 病友一

　　我叫刘萍，现在是一个三甲医院儿科病房的护士长。我的病房里每天都不同的孩子入院出院，来来往往。我每天都会去和他们以及他们的父母聊聊天，了解孩子们的性格、喜好和心情。如果遇到一些性格特别、心情低落的孩子，我总会送给他一个超人玩偶并给他们讲一个关于"超人"的故事：20年前，在儿童先天性心脏病病房里住进了一个患有心脏病小女孩，和其他孩子不同的是，她不爱跟大家说话，也不爱和大家一起玩耍。为了小女孩的治疗，她的父母产生了很多矛盾，经常为此吵闹，随时都处在崩溃的边缘。小女孩把这一切看在眼里记在了心里。小女孩开始封闭自己，也不配合治疗，每天郁郁寡欢。住院期间正好遇上小女孩的生日，护士阿姨们为小女孩精心准备了一个特别的生日派对，许愿结束后，护士阿姨送给小女孩一个帅气的超人玩偶，并告诉她，以后有什么心事都可以跟超人说，超人会听到她的心事，努力帮她实现的。从此小女孩和超人成了形影不离的好朋友，她希望自己治好心脏病、爸爸妈妈不再吵架的愿望也实现了，她又变成了一个活泼爱笑的孩子了。

我，就是这个小女孩，20 年后的今天，我真实地演绎了"长大后我就成了你"。每次看到病房里闷闷不乐、心事重重的孩子，我就仿佛看到了当年的自己。我希望我曾经亲身经历的这个故事能像当年一样给他们以温暖和信心，成为支撑他们战胜病魔的一个动力。

——来自"我的妈妈是超人"

◯ 病友二

　　我小学三年级的时候被诊断为心脏房间隔缺损，那时候我的缺损大小正好不用做剖胸手术，而是从腿部静脉插一根导管一直进入心脏，然后放入相当于隔板的东西，叫封堵器。这是十年前的治疗手段，十年后的今天只会更加发达。十年过去了，现在我变成了一名中医学生，而现代中医也会学习西医知识，我们正好学过这一课，先天性心脏病是器质性的缺损，中医是没有办法的，这不是吃药扎针能治好的。其实简单的先天性心脏病可能开始并没有明显的症状，基本不影响正常生活，但是这只是暂时的，现在不影响以后也一定会影响，不及时治疗会有生命危险。我幸好手术比较早，我的一个师姐也是在上大学学了这个课程之后才发现自己有这个病，然而因为发现得晚，晚到已经不能接受治疗的程度，然后……最后，切记，一定要及早看医生！及早治疗！

——来自慕斯

⬤ 病友三

我30岁才发现房间隔缺损2厘米多大小，现在做完手术修补半年了，没有检查出来前，并没有觉得和别人有什么不同，打球跑步都不落下。后来体格检查出来房间隔缺损，就不敢剧烈运动了。到医院检查发现，由于缺损位置靠近下腔静脉，无法采用微创封堵，还好有胸腔镜方案，没有做正中位剖胸手术。手术大约5个小时左右吧，术后会给你转到重症监护室（ICU）观察，第2天恢复好了就转到了普通病房。可能出现发热等正常反应，都不用担心。大约再过5天就出院了。静养10天半个月可以去医院拆线。总共花费6万多，有医保可以报销绝大部分花费。后续定期注意复查，不要剧烈运动，大约一年恢复期后就能适当参加锻炼了。

建议：早发现早治疗比较重要，年轻恢复快。同病房有个小朋友，拔胸管当天就能下地活动了，术后伤口也会浅一些。如果可以采用介入封堵术，可以不用剖胸，在大腿根开个小口子就能完成手术，恢复也快，不过只边缘型的房缺不太适合该手术，有局限性。总之可以去三甲医院听从医生治疗建议，放松心情，就会没事的，不用有心理负担。

——来自文森特

病友四

我 14 岁做的室间隔缺损修补手术，现在 41 岁。

手术后，上大学，结婚，生子，就业，去年 40 不惑开始创业，开始健身。以前在农村也干过体力活，现在哑铃杠铃引体向上都来得。这个病真没耽误我什么。除了现在还保留着当年剖胸手术后的痕迹，胸前还有两个当年放引流管的口子痕，不过手术的瘢痕已经很淡了，反正穿上衣服也看不见。有些孩子有先天性心脏病的亲戚朋友知道我做过这个手术，都特意过来看我，我都告诉他们不用太担心，看我现在不是好好的嘛！

——来自某诚

● 病友五

　　我小时候也做过法洛四联症手术，现在国内 985 院校研究生刚毕业，身高一米八三，在行业最好的单位工作，我想说的是这个病不影响智力和身体发育，但是小时候身体很差，也多亏父母的精心照料。

——来自 CHEN

● 病友六

我今年 16 岁了，平素最爱运动，尤其是跑步，今年的体育中考，我意料之中的获得满分。如果不是每次洗澡的时候看到胸前的淡淡的那道疤，我可能早就忘了自己曾经是个先天性心脏病的孩子。3 岁的时候，我被诊断为室间隔缺损，我对于当时手术的回忆已经很淡，却清楚的记得妈妈当时一下就哭了，然后把我抱得紧紧的。后来偶尔会听到妈妈轻松地说起当时的无助，但更多的是和别人分享我的成长经历，有点炫耀的细数我的各种奖项。13 年的成长过程中，我并没有感受任何和其他小朋友不同的地方，甚至抵抗力比他们还好一点，可能是妈妈特别注重我的体育锻炼的原因吧。我的梦想是读大学，然后去当体育老师，让所有小朋友享受运动的快乐，包括先天性心脏病的孩子。

——来自某豪

● 病友七

我今年 30 岁，是一个 4 岁孩子的妈妈，同时就职于一家世界 500 强企业，现在的我家庭幸福，事业顺利。但我曾经也是一名先天性心脏病的患者。我出生就患有先天性心脏病，但当时并未发现，直到有一次感冒发烧去医院看病，偶然检查出是法洛四联症。那一年我 6 岁。感冒好后父母就带我去大医院做了心脏手术，也许是因为我那时候还太小，并不懂得心脏病有多严重，手术后也恢复得很快，我完全没有感觉跟别人有什么不同。以后的成长过程中我也和其他人一样生活。很幸运的是通过我的努力我考取了一个好的大学，毕业后进入一个大公司，慢慢地到今天走到行政岗位，并拥有了幸福的家庭。我觉得只要自己正视自己，正确面对疾病，就能追求自己想要的幸福。

——来自"一位幸福的妈妈"

● 病友八

我叫小树，今年 16 岁，是一名高一新生。我为什么叫小树呢？这个名字蕴含着一个美好的期待。听我妈说，我小时候患有一种叫作室间隔缺损的先天性心脏病，所以总是感冒发烧，还影响了生长发育，妈妈知道后很伤心，给我取了个小名叫小树，希望我像树一样苗壮成长，并带我到长沙做了心脏手术。那时候我还太小，具体经过已经完全不记得了。只是听妈妈经常说起我那时候很听话，看到护士就喊阿姨，她们一逗我我就咯咯地笑，护士们都很喜欢我。如今离我做手术已经 13 年了，做完心脏手术后我就长得很快了，我现在刚满 16 岁，已经有一米七二了。我也很喜欢运动，特别喜欢篮球和跳绳。去年参加市跳绳比赛还得了一等奖。我觉得我的心脏病对我的心理和身体都没有一点影响，可能是因为我手术做得早吧。我希望所有先天性心脏病的孩子都和我一样，在好的时候得到最好的治疗，拥有快乐的童年。

——来自"小树"

病友九

对母亲而言，孩子安好，便是晴天。我就是这样一位母亲。我的孩子快 8 岁了，是个男孩，读二年级。我现在每天清晨都会像所有普通妈妈一样，陪他吃完早餐，协助他收拾书包，送他出门，嘴里还不忘叮嘱两句：路上注意安全，在学校要听老师的话。看着他和其他孩子一样活蹦乱跳地去读书我就感觉无比的满足。天知道，我现在多幸福，7 年前我就有多痛苦。我的孩子出生就患有先天性心脏病，6 个月时才发现，发现时门诊医生说："室间隔缺损很大，肺动脉压力很高，病情很重，要尽快手术。"看着在我怀里乖巧可爱的孩子，我眼泪就止不住地往下流，我怎么也想不到这么严重的病会出现在我孩子身上，我一直以为他只是体质差才经常肺炎的。由于病情太重，我的孩子术后在监护室住了一个星期。在这期间，我每天在病房等着，既期盼医生找我又害怕医生找我，病房护士都来安慰我：医生没找你就是好事，说明病情平稳，等孩子情况稳定了就会出来的。我听着在理却也无法安心，病房里有个长长的走廊，走廊一端是大大的玻璃墙，斜斜的阳光从窗户照进来，我每天都站在阳光里对着窗外的天空祈祷，希望老天爷能从这一米阳光中看到我的痛苦，听到我的祈求。经过半个月的治疗，我的孩子终于康复了。术后按时复查了几次都没有问题。也在正常的年龄上了学，身上的伤口已经没什么痕迹了，他自己不知道曾经生病的事，我也希望他和所有孩子一样被正常对待，现在孩子的学习成绩和运动能力和其他孩子差不多，没有明显不同。如果以后他长大了，我会告诉他，你曾经只是多接受了一次老天爷的考验，你的人生应该更加精彩。

——来自星星妈妈

病友十

本人女，22岁，平时身体素质很好，一米七的大姑娘，从没想过自己会有先天性心脏病，直到22岁生日刚过一礼拜的教师资格证体检得知。如果不是这次体检知道了自己的病，人生也许是另一种走向。刚知道自己有病的时候犹如晴天霹雳，感觉自己还这么年轻，生命如果戛然而止，还没为社会做过什么贡献……一开始查了挺多做介入治疗的资料，后来再检查发现，自己的房间缺损太大了(心脏房间隔一共5厘米左右，缺损有4厘米)，而且是中央下腔型，只能做剖胸手术。

其实回想起自己的从前，好像小说一般留下了某种伏笔：小学的某次体检、某次重感冒的时候医生说有杂音、校医院拍胸片的时候说心脏大……诸如此类，只是自己的心太粗了，或者说潜意识里不想承认自己有病。在这里建议大家，一定要对自己的身体多加留意，不要怕自己真的有病，就怕不重视错过了最佳的治疗时间。

时间能抚平伤痛，之后就半推半就地接受了自己心脏有问题的事实，积极准备手术。从知道心脏有问题到做手术，大概用了一个星期。手术前要做各种检查，要检查有没有肝病、传染病。抽血就抽了好几管，手术前还需要备皮(就是温柔的护士姐姐给你刮刮毛),除此之外,还需要家里的亲人签手术同意书,这其实也没必要害怕,医生总是会把最坏的情况提前告知,既然决定做手术了,那就勇敢一点。

手术当天有好几台手术,我是第二台,第一台手术是一个女宝宝,她做完以后,护士通知我去手术室。进手术室后躺到手术台,和医生们简单聊了两句后,医生给我扎针说上麻药,我就戴上了呼吸的面罩,心里默数了三个数,不到三我就睡着了……接下来的一系列操作就完全不知道了……

再醒过来的时候,就已经在 ICU 病房了,我问护士几点了,她说晚上九点,我是上午十一点左右进的手术室,手术进行了四个小时左右。手术前听人说手术后喉咙里有管子,会不舒服,想喝水,醒来后我还留意了一下,只有呼吸面罩,喉咙没有管子,不过确实想喝水。第二天,终于可以喝水了,护工问我要吃什么,我说我要喝冰红茶,哈哈哈,我妈给我送了冰红茶,小米粥,我咕嘟咕嘟全喝了,然后打了个嗝,全吐了,第一次体会到什么叫涌出来……因为手术过程中打麻药了,喝太多水会吐的。手术完,躺在病床上,最重要的有两件事,第一件事是休息,也就是睡觉。第二件事是让自己咳嗽,对就是咳嗽,咳嗽是为了恢复自己肺的功能,把痰啊淤血啊脏东西咳出来，这个过程很痛苦，但十分必要，这一点医生护士也会强调。我自己总结的咳嗽方法，抱住自己咳嗽会减轻阵痛，咳痰的时候可以用大拇指顶住嗓子眼，相当于把不好咳出来的痰分几步咳出来，一次没有咳出来的痰可以把它先顶到嗓子眼，待到恢复力气再咳。在ICU会经常无聊，这时候就睡觉，时间过得还快一些。原定在ICU观察3天，因为表现比较好，各项指标稳定，我就提前出了ICU了，相当开心。

在普通病房大概住了9天，日常输液，换药，多亏了家人的陪伴。恢复期刀口还是挺疼的，心脏也会有缝合过的拉扯感。我做的剖胸手术，闭合关胸用了两根胸骨钉，还有两根铁丝，因为体重比较重，所以固定胸骨用的东西比较多，100斤以下就不用铁丝了。输液主要输的消炎药，最后能不能出院要看白细胞的值有没有降下来。到普通病房以后可以慢慢下床活动活动了，一开始的时候，坐起来都会晕晕的，一点点慢慢适应，毕竟躺床上这么久了。后来就去医院院子里溜达，走不了太远，会累的，身体比较虚弱。就这样在医院住了八九天，验了血，拍了胸片，指标挺好的，就出院了。

回到家依然是休息，躺下的时候和起来的时候，需要人扶着。白天没事不想躺床上就在家看看电视，看看书，有时候出门吃点好吃的。在家的时候依然绑着绷带，术后一个月我就去图书馆学习看书了，偶尔还去健身房走走跑步机，每天要记得吃药，不要嫌麻烦嫌苦。术后一个月、半年、一年、两年，都要去医院拍拍片子，查查血常规，复查一下，一般都是没什么问题的，现在这个手术已经很成熟了。

　　我的术后恢复还是挺好的，现在已经术后一年半了，不到两年，这场手术也给我的身体留下了不易消除的印记，也就是瘢痕，谈一谈我对瘢痕的理解吧，对于女孩子来说，胸前有疤确实是难以接受的。但就像我在医院遇到的一个小患儿的爸爸说的那样，"这个疤相比于健康，真的是太不值得一提了"，首先，你应该是得到健康，其次，你才是追求美丽。你本身很美，就算有疤还是很美。自信的女孩子最美！

——来自没刘海的 c

● 病友十一

先自我介绍一下吧，我叫蘑菇，1992 年生，从小就有先天性心脏病，3 年前医院做了房间隔缺损封堵手术。

儿时的我身体很不好，体质较弱，体重永远偏轻。经常各种过敏、感冒发烧、肠胃呕吐，还因肺结核住院一年多，把父母和家人折磨苦了。之前并没有察觉是因为心脏的问题，直到 7 岁上小学一年级。小学学校组织体检，发现心脏有杂音，去医院进一步检查确诊"先天性心脏病——房间隔缺损"（9 毫米）。这个结果给父母当头一棒，他们开始奔走于各大医院进行咨询，翻阅大量的有关先天性心脏病典籍。当时医院专家给的建议，要么剖胸进行治疗，不做手术的话也没有特别大的影响，对日后生活及生子没影响。爸妈觉得剖胸对于 7 岁的我太过于残忍，便采取保守治疗。就这样，我开心地度过我的童年，上初中、高中、到大学毕业。毕业的忙碌使我的身体一天不如一天，上楼梯开始喘不上气，睡觉不能平躺，频繁的胸口痛。进入医院检查后结果显示房间隔缺损已经增长至 2.4 cm，不得不进行手术。在母亲和兄长的陪同下我住进了医院胸心外科，手术时间也很快确定。住院前两天基本上是抽血、心电图、彩超、胸片等术前检查，亲属就无限签字同意手术。手术当天一大早，吃了早餐，不过不能吃豆类胀气的食物。然后开始称体重、输液、备皮，等待。

下午2点，护士喊到我名字，自己走进手术室，然后自己脱光衣服爬上手术台。因为房缺比较大，本来还有一个类似胃镜的检查，张医生怕我承受不住换成术前床边再一次彩超。一位彩超医生给我又做了一次详细的检查，和手术医生说："边缘不规整，你得注意一下。"有点惊到我了，不过一点也不紧张，有医生在心里安全感很强。接下来手术就我和手术医生两个人，其余的医生和护士在监控室，医生说："姑娘，我要开始了哦，麻醉会有一点点刺痛，忍一下就好了，不要怕。"当时的情况至今记忆很深，我问他："张大大，做好手术我还能去西藏么？"他回："那是当然，做完你就和正常人一样了，别担心。"

开口的部位在右腿大腿根部，打麻药的时候有点痛，之后开口没感觉。唯一难受的就是那根从腿进入心脏的导管在身体里走的每一步，都特别强烈，你能感觉到它路过的每一寸地方。快到达心脏的时候，会明显的心跳加快，有点窒息的压迫感。"位置已对好，可以发射。"心里"砰"的一下，搞定，小伞这辈子将和我永远在一起了。之后，导管抽出的时候还是会有点慌张的感觉，全程都可以看上方的手术屏幕。40分钟左右手术结束，下台的时候还是我自己挪动到移动车上，之后在手术室按压伤口止血大约半小时(手术的伤口和小红豆差不多大小，没有明显瘢痕)。

因为医院床位比较紧张我被分到一个大儿童床，移床也是我自己慢慢行动的。到病房里，身上贴满了监控器，我的状态良好，腿上伤口被盐袋压着，比较难受的就是腿必须保持一个姿势不能动，到第二天，我属于体质和胃口比较好的，下台没觉得痛就觉得饿，咨询了医生后吃了一大碗牛肉面。进到病房后护士会来喂药，还需要打一针"肚皮针"，好像是抗凝的。

第二天一早，护士给我取掉盐袋，护工阿姨带我去做出院检查。可能是太紧张一直没变换姿势，右腿不听使唤。一切检查顺利下午就办理了出院，我妈大包小包提着东西，我只能自己缩着走出医院打车回家。手术费用4.5万，比别人要高一点点，这个可以报销医保，我当时比较尴尬毕业没工作脱保，只能自费。

出院后能吃能睡和正常人一样，一星期后已经逛街吃火锅了，除了腿还是没恢复，心脏没有大问题。对了，这里说一句提醒大家的，大家一定要注意。做完封堵得吃阿司匹林肠溶片半年之久，意在抗凝，否则会出现头痛等不适。我做完手术按照医嘱每日服用阿司匹林肠溶片200毫克，因为我的缺损比较大，术后又属于那少部分不适的人，大约在术后一周我开始出现强烈的头痛。当时不懂，还去医院照了脑CT，后来1个月复查的时候才知道我属于反应强烈的那一部分人，医生给我加了药量后头痛减少。之后，3个月、半年、一年的检查是不可以忽略的哦。

还有3个月就术后两年了，我的小伞君也陪伴我两年了。很庆幸我一路遇到的医生都很棒，给我很多的帮助和照顾，也很感谢我的父母和家人的陪伴，给我勇气和鼓励。现在生活和正常人一样，我已经开始做运动（瑜伽、慢走），也乘坐了飞机，最高去了海拔3600米的地方，除了偶尔头痛，其他一切都没有问题。

先天性心脏病房间隔缺损不可怕，千万不要自己吓自己，要保持良好的心情，有好的心情才有好的运气。希望我们每一个曾经或现在饱受心脏病折磨的患者和家庭，都越过越好，也希望我的这篇小分享能够给您带来帮助。

——来自蘑菇

病友十二

　　小郑，1983 年出生在一个偏远农村，初中体育课时稍作运动就感觉气喘，但家人一直没在意。直到 1999 年，去医院检查出是先天性心脏病，因家里没钱，一拖再拖，到来医院时已经只能扶着走，稍一运动就气喘吁吁，有时候还会吐血，完全不能动，心衰三级。已经出现间隔缺损患者的晚期症状：手指头最前面的关节胀得像套上了小锤子，脚趾尖也胀大了，嘴巴发乌，已经没了手术指征，唯一的治疗方法就是心肺联合移植。一时没有合适的供体，小郑每两到三个月来院检查一次，他发现自己身体越来越差，"等待的过程真的很难熬。"凝视着天花板，小郑仿佛又回到那段绝望的岁月。

　　"2003 年 8 月份的一天，我接到电话，说供体找到了。"生的希望给这个压抑数年的家庭重新燃起激情。时间就是生命，当时为了抢时间，医院还动用了直升机运送器官。经过充分的术前准备，9 月 29 日，由中南大学湘雅二医院心胸外科的胡建国教授主刀，周新民、尹邦良等心胸外科教授一起为小郑进行了心肺联合移植。经过医生护士团队差不多一年的精心治疗和照顾后，他终于康复出院了。

医院考虑到他来回奔波很不方便，家庭条件又差，要他到图书馆工作，方便复查和观察。现在负责管理电子阅览室的他休息时也会到处走走。阳光开朗的他"走起路来抬头挺胸，手甩得老高"。感冒或身体不舒服时，胸外科医生尤其是李建明医生就成了他的精神支柱。他参加过两次移植受者运动会，"没拿得什么好名次，以前锻炼太少了。"但这让他对未来更有信心，"要好好听医生的话，照顾好自己，让生活更加精彩。"

小郑在医院负责管理电子阅览室，他现在感觉自己身体状况还好，上班在 3 楼，爬楼梯感觉还挺轻松，有时还可以跑几十米。

一切都很好，工作很轻松，图书馆的同事们也很关心他，有时候想干点体力活，但大家都不让他干。下班后和朋友们一起下下棋、打打球、散散步，打升级是他最喜欢的打发时间方式，他也曾去过酒吧、KTV 感受气氛，"不过那里面太闷了，我只是去看看。"小郑表示。

当问起想不想恋爱时，小郑显得有些腼腆："当然也想，中国有句古话，不孝有三，无后为大。"小郑说，医生也没有说不可以谈恋爱，虽然心里渴望，但是不敢想。一是自己经济拮据，二是怕自己有个三长两短，照顾不了对方，反而连累她。一切随缘吧。

心肺联合移植手术是当今胸心外科领域最高尖手

术，被认为是终末期心肺疾病的有效治疗方法。12 月 17 日，亚洲心肺移植术后最长生存纪录保持者、29 岁小伙小郑，在中南大学湘雅二医院为他举办的出院 10 周年纪念大会上满怀感恩。

——转自中南大学湘雅二医院院网

● 病友十三

经过术后 60 天与死神的顽强抗争，全国年纪最小的心肺联合移植患儿苗苗于 6 月 10 日从中南大学湘雅二医院心血管外科重症监护室转到了普通病房。

苗苗出生在湖南新化一个普通农村家庭。今年 10 岁的她患有先天性心脏病，曾经在 1 岁和 7 岁时先后接受了 2 次大型的心脏手术，但心脏问题没能得到彻底解决，因心肺功能差，发育滞后，体重也只有 25 千克。虽然体弱多病，但苗苗好学勤奋，是个不折不扣的"小学霸"，病休几个月回去考试还能拿年级第一，年年被学校评为"三好学生"。

今年 3 月，一场感冒再次引发了苗苗的肺部感染，并加重了心脏衰竭。常规治疗不见任何起色，心肺联合移植成为苗苗活下去的唯一有效方式。4 月 10 日，苗苗与一位 4 岁半的脑死亡孩子配型成功。供体与苗苗体重相差将近 40%、已进行过两次心脏手术的苗苗心包腔与胸腔中组织粘连严重等因素加大了手术难度。为此，医院专门组建了以柴湘平副院长为组长的医疗小组，由麻醉科、儿科、呼吸及危重症医学科、康复科、肾病内科、消化内科、烧伤整形外科、药学部、放射科、营养科、输血科、医务部、护理部以及医院感染控制中心等多学科和多部门的专家团队，对苗苗开展了多次会诊并制定了周密的手术方案。4月11日，由心血管外科主任周新民教授、吴忠仕教授领衔的专家团队花了19个小时去除苗苗体内已经衰竭的心脏和肺脏，并将捐献者的心和肺脏安装到原来的位置，手术成功。术后，苗苗经历了引流量过多，心肺肝肾及消化道等多脏器功能损伤甚至衰竭的生死攸关期，又历经感染与免疫抑制的较量期；从肾功能不全到严重低心排综合征，从黄疸到溶血……每一次都是与死神擦肩而过。凭借一天天坚持，苗苗已经从最初睁眼困难到如今恢复到可以读书行走。

6月10日，护士阿姨们早早为她换上崭新的床单，精心折叠了一串串千纸鹤，购买了可爱的布娃娃，准备了爱看的书籍，等待着从重症监护室顺利转入普通病房的苗苗。

爱学习肯钻研的"小学霸"苗苗因为住院落下不少功课经常闷闷不乐，为此医护人员专门为她设立了一个"病房里的小教室"，兼任她的政治、语文、数学、体育、英语、美术和手工老师。希望通过这支强大的"师资队伍"，帮助苗苗尽快恢复身体健康，也把落下的功课也会补回来。6月11日开学第一天，大家为她颁发了录取通知书，任课老师也介绍了学习安排。暂时不能说话的苗苗拿着笔，在小白板上写道："谢谢你们一直以来对我的支持，我一定会努力，争取早日康复。"苗苗以自己特有的方式表达对医护天使们的无尽感激。

得知苗苗手术成功，家乡学校的老师和同学们纷纷录制了视频，祝福苗苗早日康复，重返课堂！

——转自中南大学湘雅二医院院网

病友十四

7 岁的小朋友原本正是天真浪漫活泼可爱的年纪，应该坐在宽敞明亮的教室里听着老师讲课，在操场上和同学一起奔跑，但有个特别的小女孩，她过得跟别人有些不同。

露露 2012 年 7 月出生于衡阳一个小山村，满月时妈妈尹平菊带着她到医院进行新生儿例行检查，发现孩子患有先天性心脏病。这些年一家人都小心翼翼地呵护着黄露，生怕她有半点的闪失。5 年多过去，黄露除了比别的孩子容易感冒，体质差，并没有出现大问题。

2017 年的一天，当地医院的医生下乡巡诊到了斛林村，奶奶王贵容带着黄露让医生诊断一下她的心脏有没有问题，医生说黄露的心率比平常人快很多，要他们必须马上到医院做检查。之后，在广东打工的妈妈尹菊平回到家把黄露送到了当地医院治疗，之后两年也没有出现其他的状况，正常的生活、上学都没影响。

然后到了 1919 年 4 月份，黄露开始精神很差，总是没力气，也不爱运动，也不和其他的小朋友一起玩耍，回到家里也是这样，吃完饭就要睡觉。有一天奶奶接她放学，她告诉奶奶心脏这里好痛，后面走路都困难。爷爷奶奶赶紧带着黄露到了当地的妇幼保健院治疗，医生没看出什么大的问题，就这样一直到了6月份。

6月3日，黄露因病陷入了昏迷，被紧急送到医院后诊断出心肌炎、心脏扩大、心功能不全，完全性左束支阻滞，随时都可能有生命危险。得到这个结果后，爷爷奶奶不敢大意，赶紧打电话要女儿尹平菊回家，黄露的病情当地医疗条件无法对黄露进行手术，孩子被紧急送往长沙的医院。

"那时露露一直哭，到医院后再度昏迷，医生检查完后说必须马上住院进行抢救，医生和我们说孩子随时都会猝死，当时不知道要怎么办才好，在医院重症室昏迷8天才醒过来，整整17天才保住她的命。"妈妈尹平菊说着当时的情景还心有余悸，她说那几天把她吓得不轻。

露露的病情稍稳定后，医生建议给她的心脏装上起搏器，但是这样的结果就是随着露露的成长，要经过多次的手术，要想得到更好的治疗只能去更专业的大医院。这样，黄露转院到了中南大学湘雅二医院的心脏外科。看完露露的病历和检查结果后，针对露露的严重病情，医生告诉妈妈尹平菊，唯一有效提高生活质量，延长生命的治疗方式，就是进行心脏移植。

为了保护露露的血管，以免血管损坏对后续的心脏移植手术造成更大的困难，医护人员给露露采用了PICC

中心静脉置管。这种置管需要像打留置针一样，从手臂上的静脉血管穿到心脏位置。当时，虽然打了局部麻醉，但医生还是让露露亲属回避。"5个大人压着一个小孩，露露痛得在床上翻滚，我和她爸只能在病房外面干着急，露露只要哭一声，我们的心就像被刀子在刺一样。"尹平菊握着拳头回忆道。

在住院治疗的3个月中，露露每天除了每天打针吃药，做得最多地事情就是坐在病床上画画，医生和护士见她小小年纪画画也画得好，为了鼓励她给她颁发了一张特别的奖状——"优秀小画家奖状"。笔者发现，露露的画册里出现频率最高的就是五颜六色的房子，当问露露为什么画这么多房子时，露露低声回答道："我想和爸爸妈妈一起回家，想象其他小朋友一样去上学。"这个平凡而又普通的愿望在露露身上显得珍贵又艰难。

经过长时间的等待，终于在2019年10月22日晚上迎来重大转机——她的心脏供体有了着落。10月23日凌晨1点20分，露露被推进手术室。上午7时45分，奋战一夜的医护团队传来好消息：露露移植手术成功！随后她被转到心血管外科重症监护室进行术后治疗。中午13时，露露睁开眼睛，成功苏醒。

接下来几天，露露顺利撤下人工体外膜肺氧合器（ECMO）、拔除呼吸机管道。10月29日17：00，露露由重症监护室转回普通病房。

负责主刀此次心脏移植手术的正是湘雅二医院心血管外科小儿病区吴忠仕教授带领、谢立副教授参与的"硬核"医护团队。该团队曾于 2019 年 6 月对一名 10 岁的小女孩苗苗成功实施心肺联合移植手术，创下全国年龄最小的心肺联合移植记录。

露露 12 月出院以后康复得很好，几次复查各项指标都很正常。回到熟悉的地方小露露又恢复了以前的活泼好动，也越发乖巧懂事了，还时常帮妈妈做点小家务。几次复查的正常指标让父母也安下心来恢复正常的生活，目前，露露的爸爸已经回到南方打工，妈妈在家照顾露露。

——转自中南大学小儿心血管外科公众号

邂逅生命，讲不出再见

"这是一个不爱说也不爱听再见的地方"，这是一个离别还夹杂着一丝喜悦的地方，这是最能暴露人性的地方，这也是悲欢离合的曲目从拉开序幕便很难落幕的地方。

偶尔，我庆幸自己在这样的地方工作，参与了很多人的人生；但更多的时候，是无奈与无助。

"有时治愈，常常帮助，总是安慰……"

爸爸要我在这等

我清晰地记得那天下午四点多钟的阳光从病房西头走廊尽头的窗户斜斜地撒进来，窗台前投射着一个瘦小的影子。那是一个孩子，远远的逆着光我看不清楚他的脸，他一动不动孤零零地坐在那里，像一尊镀金的落寞雕塑。

我走过去，弯下腰打招呼："嗨，你好!"他仰着头看我，圆圆的面庞有点浮肿，眼睛透着红血丝，嘴唇颜色淡淡的，他努力对我笑了笑。我发现他身上并没有穿我们的病号服，手里攥着个塑料袋，里面好像装着矿泉水和手机。

"小朋友，你在这里等人吗？"

"嗯，我爸爸让我在这里等他。"

"爸爸去哪里了？"

"他找教授去了。"

估计是来看病的，旁边是我的办公室，我邀请他进去坐坐："坐这里热呢，阿姨不关门，你爸爸过来能看到你的。"他犹豫了一下，有些羞涩地跟我走。

我这才发现他走路是一瘸一拐的，他告诉我最近几天右脚疼所以才来看病的。

"你八岁了？"我扶他到沙发上坐下随口问。

"十一岁了。"他说，拘谨地打量办公室。

我和他随意地拉了下家常，他的表情越来越放松了，告诉我这次是爸爸一个人坐火车从广州带他来的，家里还有个小弟弟需要妈妈照顾。他上五年级了，"语文还好，数学一般。英语好难，我学不会。"提到功课他不好意思地笑起来。

"你知道爸爸为什么带你来这里吗？"

"我有心脏病，还贫血，爸爸带我来治病。"

"你以前来过我们这里吗？"

"来过，六七岁时，来做手术。"

"哦？你记得做手术的事吗？"

"我忘记了，只记得打针，打针好痛。"

我笑笑又隐约担心，他手里没有病历本，但看起来现在病情不轻。

这时他的手机响了，一个小个子中年男人在门口走廊焦急张望，电话通了，他用地方话很不耐烦地说了几句，孩子立马站起来："我爸叫我出去了。"

我送他出门，他的爸爸对我咧咧嘴却完全不像在微笑："谢谢护士长，我带他去做彩超。"我注意到这个瘦小佝偻的男人手里攥着一些皱巴巴的病例资料和新开的检查单，一副魂不守舍的样子，他阴着脸拽上孩子的手就急急忙忙地往外走。

爸爸交钱去了

下班时路过护士站，看到几位医生都在那里忙，黄医生看到我说："我们要送一台急诊手术！"明天是周末，看来同事们又有的忙了。我跟他们聊了几句，突然发现那个男生正独自坐在护士站角落里，原来需要马上做术前准备的就是他。

我心里穆然一沉，只见他呆呆地坐在那里，正对面的抢救室里有忙碌的医生护士，"赶紧备监护，下病重，做术前！"黄医生在跟护士们交代，他们正在准备重症患者才需要的特殊床位，这一幕只是我们心脏外科的日常，可对于这张床即将迎来的新主人——眼下这个孩子而言，无疑是一个十分恐怖的消息。

我走过去，轻轻搂搂那瘦弱的小肩膀，感受到他小身子绷直的颤栗。

"你爸爸呢？"我问他。

他把目光从对面房间收回来认出了我，那发怵的眼神叫人心疼，声音控制不住地抖着："爸爸交钱去了。"

他面前散放着一叠凌乱的旧病历本，还有一张最新的心脏彩超单和病危通知单，一连串耸人的诊断陷入眼帘：主动脉内膜炎、假性动脉瘤、升主动脉重度狭窄、感染性心内膜炎……我翻到一张 2012 年的出院记录，上面赫然写着——患儿入院后积极完善术前准备，手术指征明确，无明显手术禁忌证，家属因考虑手术风险问题，暂时要求出院……尽管出院医嘱上写着"尽快手术治疗"，但一晃五年过去，这次回来的他显然已经病情危急今非昔比。一旁的吴教授惋惜地回忆着，这孩子五年前就做好了一系列检查和术前准备，可临手术前家人意见不统一还是坚持把他带回家了。想来那曾是一个家庭在风险和经济的双重压力下的痛苦抉择吧。在心外科呆了二十来年，见过太多这种无可奈何的状况——孩子小时候有手术指征时，家长没筹够钱，怕风险，多半潜意识里还有一些"等等再看"的侥幸心理，可是往往等过几年攒够了钱下定了决心带孩子再来，孩子却错过了最好甚至最后的手术时机。

发黄的病历本下还有一本鲜红的献血证吸引了我的视线，想不到下午看到的那个瘦小男人已经无偿献血很多次了。孩子手术必定是要大量备血的，也一定会有陌生人的血液流淌到他身上的，就像他爸爸的血液曾带着独有编码挽救过许多未知别人的生命一样，这或许是一种有些悲壮的爱心轮回，越是艰难越能滋长的那种能量，串联着一些互不知晓却彼此连接互相扶持的命运。

告诉你一些事情

也许是方才办公室的闲聊里喜欢上了他，或许是没有妈妈陪伴的孩子格外惹人疼爱，我心中涌起说不清道不明的难过，愈发担忧起这个岌岌可危叫"晓扬"的男孩。他的小心脏正在频频发出濒临崩溃的信号，在这风云变幻生死攸关的节点，他撑得下去吗？

我在孩子身边坐下来，握着那双冰凉的手，直视着他的眼睛，一字一句地说："你明天要做手术知道吗？"他点头，眼底噙着泪。

我摸摸他的头轻声问："你害怕吧？"他的眼泪刷地淌下来，点着头嘤嘤抽泣，身体也瘫软地向我靠过来，仿佛强忍的情绪终于有了个突破口。这一刻我心里情愿他不要压抑恐惧，他已经十一岁了，这是似懂非懂敏感而脆弱的年纪。第二天的手术注定是一场举步维艰形势严峻的狙击战，他却必须仓促上阵当一名战士。告诉他一些真相要好过把他扔进黑洞一般的惶恐，避而不谈或连哄带骗都无益于他的术前的准备和术后的康复。

"阿姨告诉你一些事情好吗？"我深吸一口气说。

"好。"他期盼地看着我。

"你明天需要做手术，今晚会有阿姨给你抽血，打针，会有一点疼，但应该可以忍受，如果你能不动就能更容易更快一点。"

他点头，眼神渐渐明朗。

"明天早上，很有可能你不能吃早饭，做手术前肚子可能会饿，你手上会打好一个针，医生会从那里给你补充能量……"

他听得很认真，目不转睛地看着我。

"做手术之前，护士阿姨还会给你打一个很小的屁股针。同样的，有点疼可以忍受，不动就好，如果难受，你就做深呼吸。对，很好，就这样……做手术其实没那么可怕，你进去手术室就会睡着的，一觉醒来就做完了，从头到尾，你都需要配合叔叔阿姨知道吗？"

他配合着做深呼吸，擦着眼泪用力点头。

"还有哦，你醒来以后，会发现自己到了一个不一样的地方，那个地方叫监护室，那里有点像宇宙飞船，你见过宇宙飞船里面是什么样子吗？"

他笑了，摇头。

"监护室里有很多仪器设备滴滴答答地响，还有不同的灯光，很像宇宙飞船哦。刚开始醒来时你嘴巴里有一根帮助你呼吸的管子，所以不能说话不能动，会有阿姨跟你说话，她们可能给你抽痰，虽然有点难受，但你按照她们说的做，就可以早点把管子拔了早点回到这里来了。"

他全神贯注地听我比划着的表达，我从包里掏出一个苹果，洗了给他吃，他起初不好意思地推辞，吴教授说："吃吧，别太紧张了!"我也笑着劝他："苹果就是平平安安的意思啦，吃吧!"他不再拘谨，大口大口地吃起来。

最起码活下来

我感慨地看着眼前这个懵懂的小孩，多么希望接下来的一切都如同吃苹果一样简单顺利。可手术不是童话，他必须经历麻醉、体外循环、术后复苏等层层考验，医生要在他脆弱的心脏大血管上完成高难度动作，每一个环节都命悬一线，这是一场不容闪失的战役，他的父亲今晚不得不签署密密麻麻的风险告知同意书，而所有的这一切，孩子都不需要知道吧，他需要的是怀揣勇气和希望，坚强地往前走。

可你要知道，劝一个病殃殃的小孩子坚强是最艰难的，你不得不忽略他原本的弱小，希望他格外勇敢，哪怕九死一生，也要排除万难顽强地活下来。

"阿姨还告诉你几句重要的话：不管有多难，你都要告诉自己，一定会好的，一定要坚持，爸爸妈妈等着你！"

他边吃边点头，我继续笑着说："阿姨等你回来，你要加油哦，等你出来给我们说说里面的故事哈！"我拍拍他的肩膀，生命中有不可承受之重也有不可承受之轻。在病房里见多了悲欢离合，当别的孩子在暑假里旅行玩乐课外班中快乐或不快乐游弋时，我却在祈祷这个孩子最起码能"活下来"。人们说着"你若安好就是晴天"，却不知道这样或许随意老套的话对于危急重症病人和家庭而言寄托了多少向死而生的苦苦期盼啊。

不知为什么我有时不敢太明显地喜欢一个孩子，是怕感情太深变负担牵绊吗，怕他们打针手术哭泣挣扎时约束的手软吗，怕期望太大失望越大吗？怕别的孩子家长吃醋失了公允吗？

这其实真是些荒唐的理由啊，可这些年见多了生离死别，就知道那些在眼前逝去的生命何曾不是笑靥如花，何曾不是让人视如己出牵肠挂肚过，越是痛苦的经历越让人记忆犹新，被我们遗忘的或许更加能变作众生芸芸吧。就好像老家人们会给自家最不放心健康的娃取一个"阿猫阿狗"的名字，以此祝愿孩子拥有容易养活的生命力。所以，我宁愿祈祷这个小孩兀自成长无人问津也不要成为人们全力以赴抢救的那一个。

我以为会死

我们还能再见吗？我看着吴教授紧锁的眉头，看着同事们忙碌地身影，心里沉甸甸的给不出笃定的答案。

数天后我刚参加完一场灾难急救的脱产培训，回病房查房，在病房一张监护床上一眼认出了晓扬——他身上盖着雪白的被单，带着红色的引流管，脖子上有复杂的深静脉留置针，监护仪上数字跳动闪烁，尽管看起来还很虚弱，不过我依旧满心激动——从重症监护室转回普通病房，这可是病情趋向平稳的最佳证据，也就意味着手术胜利了呀！

"嘿，你还记得我吗？"我弯下腰打趣地问他。

他仔细打量了我好一会儿，刹那间眉开眼笑了，那天真无邪的笑容触到我心底带来冰雪消融的欢欣，我亲热地拉拉他的小手祝贺他，叮嘱着，"要多做深呼吸咳一咳，争取早点下床活动哦。"他笑眯眯地乖乖点头，这一刻我心里悬着的石头终于落了地。

他的妈妈依旧没有来，陪床的是爷爷奶奶。老人家告诉我，孩子爸爸妈妈回广州打工挣钱去了。这是我们病房的常见现象——很多先心病孩子父母会选择让自己的孩子成为留守儿童，经济压力是最大的原因，同时二胎开放后二孩甚至多孩养育又会把原本不堪重负的家庭带入新的困境。

"我还以为我会死呢。"据说，这是小扬出监护室后悄悄跟奶奶说的第一句话。奶奶告诉我这个时，他已经拔掉引流管留置针能下床自由活动了，听到我们聊，他在一旁挠着头不好意思地笑。

"做手术疼不疼？"

"不疼！"

"打针疼不疼？"

"疼！"

"监护室里面是不是我跟你说的那个样子？"

"是的，嘻嘻。"

"你在那里看到了什么？"

"好多小孩子！"

"你醒来时嘴巴里有管子吗？"

"没有啊。"

"那你怎么醒来的？"

"有人叫我喝水我就醒来啦。"

我心中暗笑，谁说监护室会让小孩子害怕？看来他在里面能吃能睡——手术也好，气管插管也罢，抽痰也好，约束带也罢，都没给他留下啥恐怖印象，大人或许难以置信，但孩子却早已云淡风轻，小家伙真的像乘着宇宙飞船神游了一圈回来啦！

我心想，孩子其实心里头跟明镜似的，也顽强得像小草呢，病历本里的"大量输血审批表""升主动脉人工血管置换术""纵膈肿瘤切除术""病危通知单"这样的字眼依旧触目惊心。据报道，主动脉夹层患者 1 周内死亡率高达 50%，1 个月内的死亡率在 60% ~ 70% 之间。他能成功地越过这一道道坎，除了自身努力，医疗团队付出的艰辛和家长经历的紧张揪心又何止一叠病历可以呈现得清楚呢。

后记

几天后，我看到办公室茶几上放了一小叠书和彩笔，"这是 09 床小朋友还过来的，他出院回家了，说谢谢呢。"同事告诉我。

我笑笑，一边为他顺利康复由衷高兴，一边又有点怅然若失，我想起他第一次孤零零坐在窗台等爸爸的样子、他在护士站强忍着眼泪发抖的样子、术后重逢时他在病床上眼底亮闪闪的样子、他扶着墙下床活动告诉我走路脚不疼了兴奋的样子、他轻描淡写聊手术却眉飞色舞说弟弟的样子、他坐在热闹的活动室捧着一本书看得如痴如醉的样子……

这是一个不爱说也不爱听再见的地方，我明明挂念，明明知道出院后他回来复查是肯定必要的，却又讲不出再见。

十多天的邂逅对我的职业生涯而言原本只是司空见惯的小插曲，可我却感谢在这样单纯美好的生命旁路过时领略到的种种感动，身临其境，何其幸也，因为来之不易，所以倍感珍惜。晓扬现在应该和父母弟弟团圆了吧？他在这里养成的阅读习惯会不会延续下去？

我想到这些不禁莞尔，喜欢归喜欢，不要太偏心哦，愿每一个晓扬，都平安健康吧。

欧阳沙媛
中南大学湘雅二医院心外小儿病区

入院教育

术前教育

出院教育

我的妈妈是超人